森林裡的放鬆練習

慢活紓壓・建立連結・重拾身心平衡

嵐士義 *Alain LANCELOT* ——— 著

蕭筌 *Zi HSIAO* ——— 譯

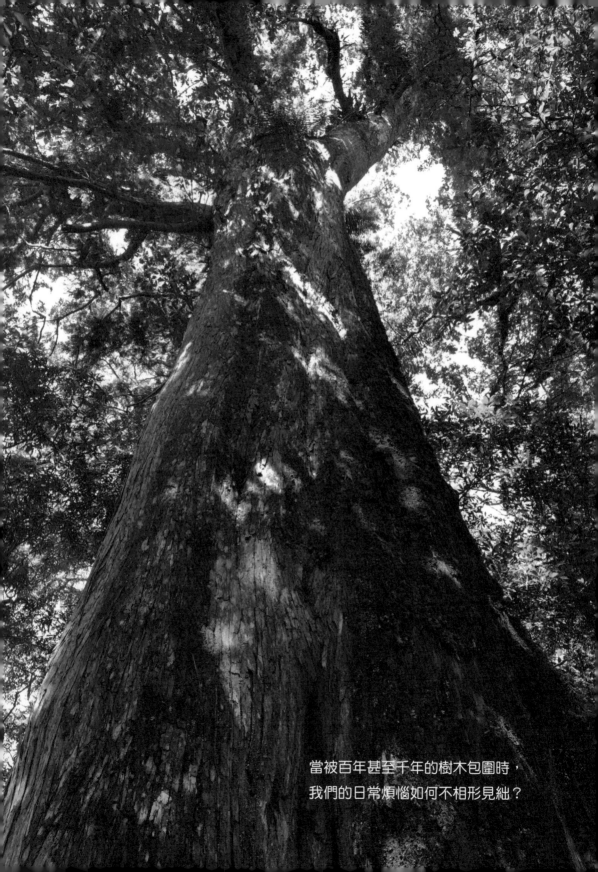

當被百年甚至千年的樹木包圍時，
我們的日常煩惱如何不相形見絀？

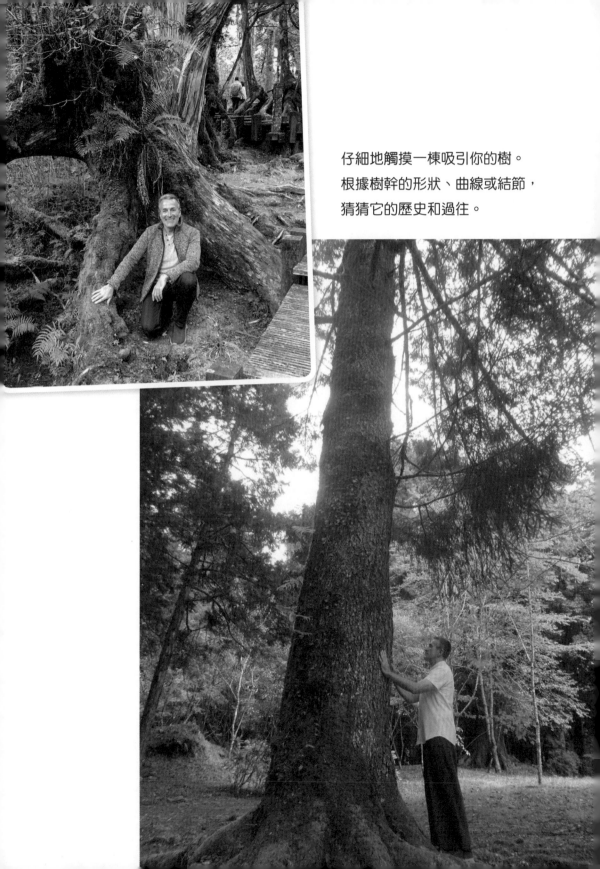

仔細地觸摸一棵吸引你的樹。
根據樹幹的形狀、曲線或結節，
猜猜它的歷史和過往。

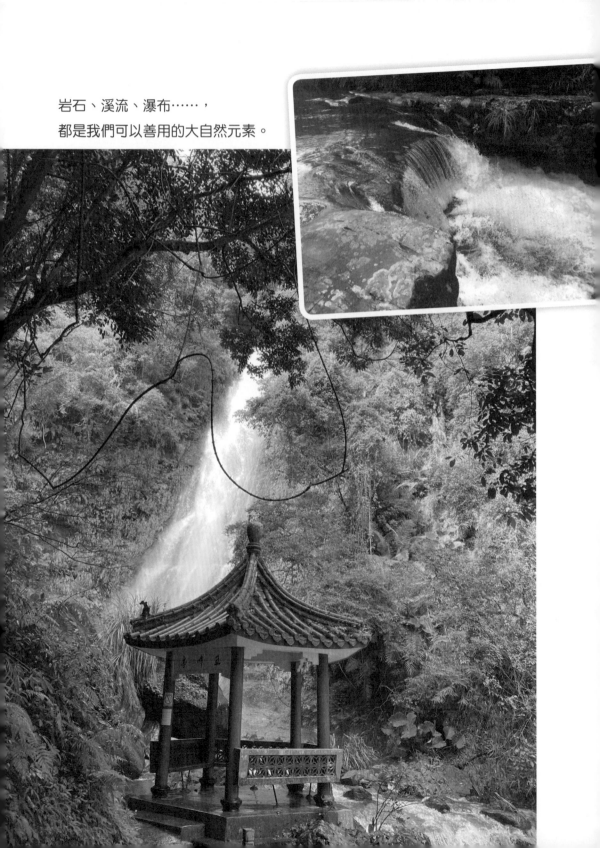

岩石、溪流、瀑布……，
都是我們可以善用的大自然元素。

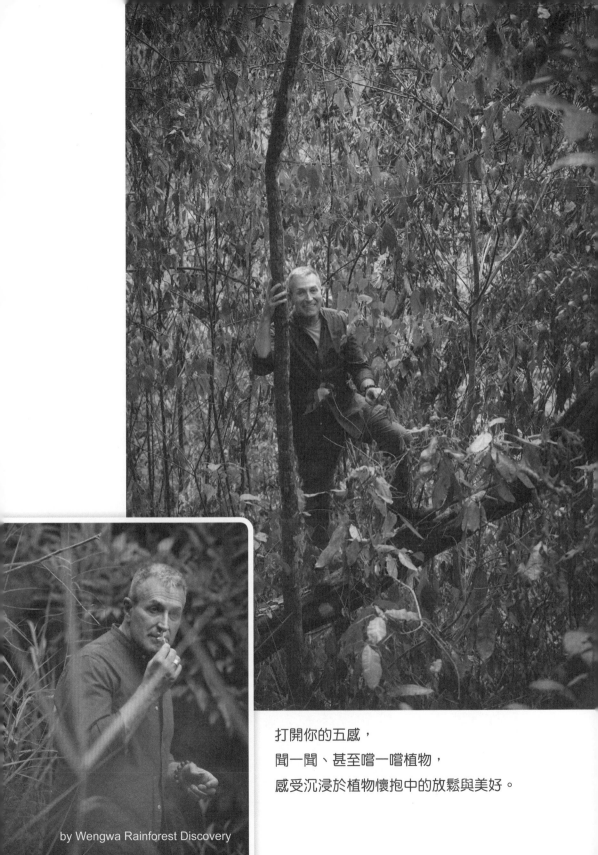

打開你的五感，
聞一聞、甚至嚐一嚐植物，
感受沉浸於植物懷抱中的放鬆與美好。

by Wengwa Rainforest Discovery

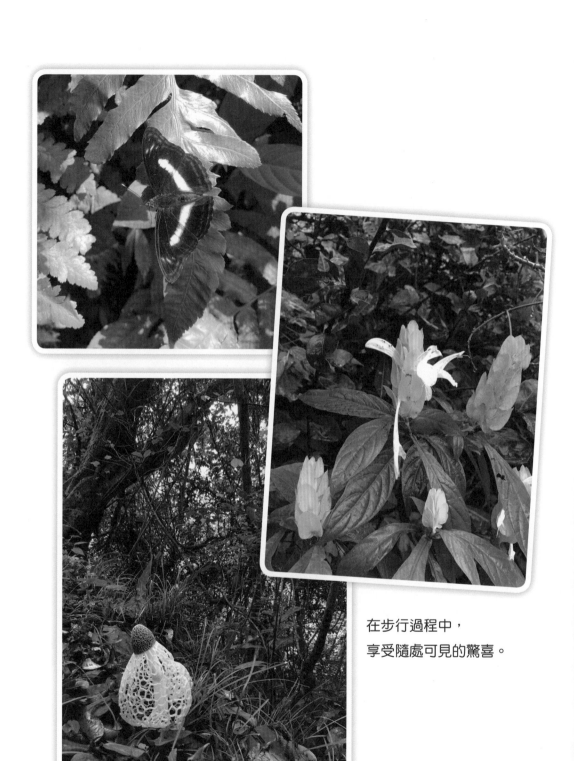

在步行過程中，
享受隨處可見的驚喜。

找到一個舒適的樹洞、一個安全的山邊海蝕洞穴，進行冥想。

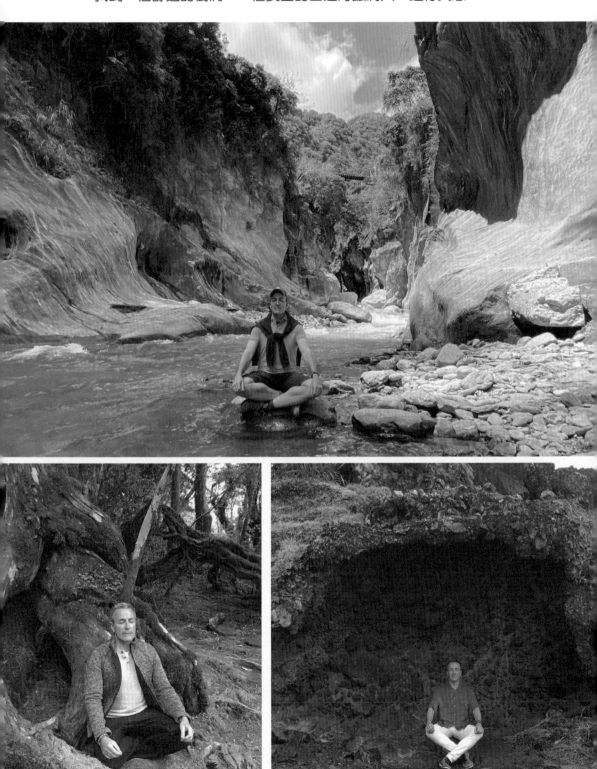

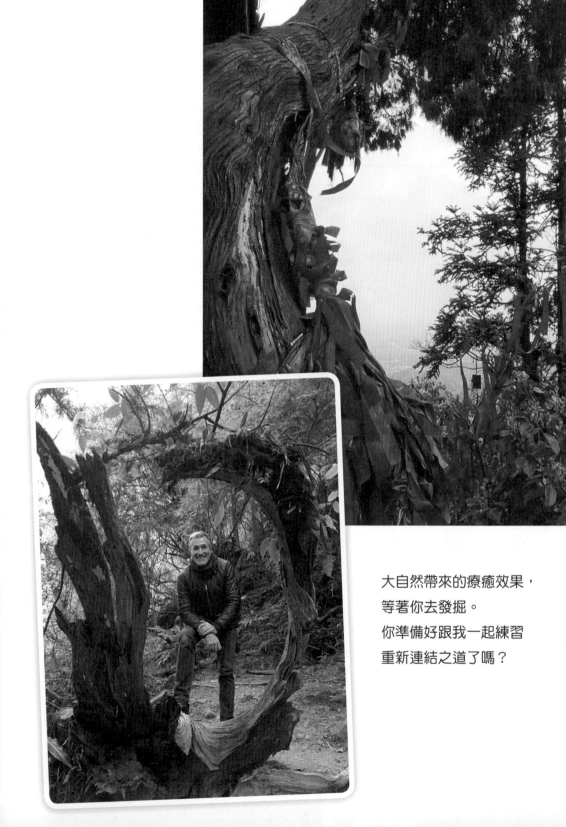

大自然帶來的療癒效果，
等著你去發掘。
你準備好跟我一起練習
重新連結之道了嗎？

獻給丹妮絲（Denise）和吉雍（Guillaume）

目錄

Part 2 ｜ 將森林裡的行走轉為重新連結之道

重獲愛與寧靜的旅程

一抹沁涼，是綠薄荷油。

工作裡輕闔雙眼，深吸口氣，讓山林的清新喚醒一份純淨的意識。

上次走入山林步道，是多久以前的事情呢？

在快節奏的工作或生活中，我們有時會在忙碌的漩渦裡，偏離了本然的內心和靈魂的渴望。這正是我們需要山林的原因。山林是大自然的寶藏。走進山林，彷彿進入了一個好奇而古老的天地，超越尋常時間的境地。在那裡，分秒不是我們的追求，只須感受四季的流動，聽見山林與我們的呼吸，讓細胞在芬多精裡自然舒展。我們可以重新連接自己，回歸內心本然的寧靜祥和。

曾經，年輕時，在看過宮崎駿的《魔法公主》後，不自覺的流下眼淚。也許，是與自然的緣分。

　　我愛山林。

　　清晨的林間，有種特有「舒」醒前的寧靜。駐足其中，在朝露
與徐徐的涼風裡，感受天地「舒」醒的過程，特別美妙。

　　大書法家王羲之，在筆墨間引領我們進入一個豁達的天地。
《蘭亭集序》：「是日也，天朗氣清，惠風和暢，仰觀宇宙之大，
俯察品類之盛，所以遊目騁懷，足以極視聽之娛，信可樂也」。好
一個，信可樂也！

　　Alain是一位熱愛山林自然的作家，他深知山林對於人們的心
靈和身體健康有著非凡的影響力。Alain走訪了大自然的角落，真
切的感受山林的生命力；用赤子的心，好奇而明亮的看待人與山林
的生活文化。Alain將這些珍貴的實踐體驗和感受化為文字，帶著
我們一同走進山林。用簡易的方法釋放壓力，感受一片綠葉、一棵
大樹所帶來的微妙欣喜。湖水的波紋與雲海的變化，自然界的美麗
和奧妙，一直都在那裡等著我們去發現。

　　這本書是不僅僅是一份指南，告訴我們如何走進山林，如何與
大自然互動。這本書也是一份禮物，我們學習擁抱、珍惜和保護大
自然的恩賜和緣分。它更是一個邀請，邀請我們走出生活的喧囂，
走進自然的懷抱，學習釋放和擁抱自己的心。

　　這是一個重新發現自己，重新獲得內心愛與寧靜的旅程。在山林中回歸自己的本心，掌握自己的生命力量。

　　讓我們跟隨Alain的腳步，走進山林，享受自然舒壓的輕旅行。準備好了嗎？讓我們開始吧。

　　擁抱天地的善意。

廖健富／整合醫學&腎臟醫學科醫師

2023年霜降時感，序暖

前言

如果我們重新開始呢？

在全世界終於意識到環境議題的重要性以及照顧地球的必要性之際，多數人卻尚未意識到大自然是我們最好的盟友，它可以幫助我們應對壓力、恢復健康。本書的目的是陪伴你在大自然中一起探索並實現自我，正如道家始祖老子所提倡的追求內心平和。

過去我在巴黎電視台工作超過20年，那段期間每天被熱力四射的鎂光燈壓得喘不過氣來，唯一能看到的「大自然」只有那些投射在綠色螢幕上的畫面，在強烈的工作壓力下，我不知不覺地產生了嚴重的職業倦怠，而正是真正的大自然和本書接下來要介紹的練習挽救了我的生命——無論是字面意義還是象徵意義的生命。大自然始終是我應對壓力的知心好友，提供我諸多寶貴的幫助，今天的我自認是個幸福而平靜的人，因此我想與大家分享這些平衡身心之道，並希望陪伴你一步一步深入台灣的森林。

森林是萬物共同的財富，樹木與人類的生活緊密連結，不管我們願不願意，或多或少都會對樹木和各種生物產生一種有意識的依戀。森林的重要性不只是電視新聞中的統計數據。許多研究結果顯示，森林是一個有生命、有結構的生物體，所有元素利用彼此理解

的方法來傳遞訊息，形成一個互相幫助和保護的社群，以至於有些科學家開始談論「森林的智慧」。正如幾千年來偉大的智者所告誡我們的：要學習大自然的正直和智慧。

我的生命歷程告訴我，沒有任何失望或困難可以抵擋森林的寧靜與安詳。它以善意、沒有批評或責備的方式，幫助我在精疲力竭後恢復平衡。無論是壓力、焦慮、懷疑、改變的需求、數位斷線或尋求意義，只要透過身處大自然並結合良好的練習，就能大大地幫助我們應對各種挑戰。

你知道為了身心存活，學會「無聊」是必要的嗎？大自然的優勢是讓人「以聰明的方式感到無聊」，同時改善血壓和睡眠品質，從而降低體內壓力荷爾蒙的濃度。是的，樹木有一種讓你感覺更好的神奇力量，無論你不舒服的原因是什麼。為此，本書將引導大家共同運用以下優異的方法：

- 來自鄰國日本的**森林浴**（Shinrin Yoku）；

- 來自**冥想的正念**；以及

- 從我所熟悉和實踐的身體練習中為大家精選的方法，包括來自歐洲的**身心調節學**的練習，還有**氣功**和**教練**，以修補並強化因超載的工作而受到破壞的身心連結。

　　透過以上結合傳統與現代的各種方式和技巧，以了解、感受並享受周圍大自然的好處，將能更好地生活並有效管理每天的壓力。

　　作為熱愛台灣生活和大自然的人——在第一次坐計程車從桃園機場前往台北火車站的路程中，台灣便成功地吸引了我——我延續著古人沿著小徑尋求智慧的傳統，本書即是我在台灣的貓空或阿里山森林中多次冥想之旅的結果。

　　請跟隨我走進大自然的懷抱，拋開電子產品和手機，無論是獨自一人還是與朋友一起，靜靜地享受當下的時光……張開耳朵聆聽大自然的聲音，讓風的聲音充滿腦海，聽聽台灣數量眾多的松鼠從一棵樹跳到另一棵樹時發出的尖叫聲，細細地觀看一棵樹的細節，讓自己驚嘆於看到停留在巨大蜘蛛網上水滴反射的陽光，重新發現大自然美景帶來的驚奇樂趣。

　　讓我帶大家實地去欣賞周圍的大自然美景，而不是透過手機或電腦桌面背景上的美麗圖片。**意識到周圍的大自然對你有益，將有助於每天減少壓力，同時激勵你的「氣」。**藉此我們將能真正受益於大自然，以便更好地應對這個對表現要求越來越高的社會。

　　本書的目的不是教你以功利的角度來從大自然身上獲得好處，而是要**加強我們與大自然的連結**。我們不要成為那種常常自稱很熱

愛大自然，卻只是在每棵特別的樹前拍照以凸顯自己的人。

我熱切地想要與各位分享，以一個曾經承受過巨大壓力、今天卻能活過來的倖存者之經歷，因此在這裡邀請大家跟隨我一頁一頁讀下去。

首先，邀請大家重新思考與大自然的關係，藉由了解樹木的好處來探索其鮮為人知的一面。接下來，請大家了解森林為何與如何為我們社會創造的新需求提供具體的答案。我們將繼續沉浸於植物世界中，深入探討意向的力量，通往自己內心的旅程，經歷真正的蛻變，並讓各個練習帶來最好的成果。在了解大自然隱藏的象徵意義和伴隨你季節更迭的能量之後，我將邀請大家把在森林中的健行和行走轉化為重新連結與平衡之道。為此，提供給大家在森林步行的過程中6個漸進而互補的步驟，並搭配多樣豐富的身心練習，以重新開始日常生活並重拾寧靜。

讓我們一起踏上與自己和情感相遇的旅程，達成讓自己更快樂的唯一目的。

你知道在森林裡待5分鐘就能讓人感覺更好、減輕壓力並達到一種有利於找到解決方法的狀態嗎？

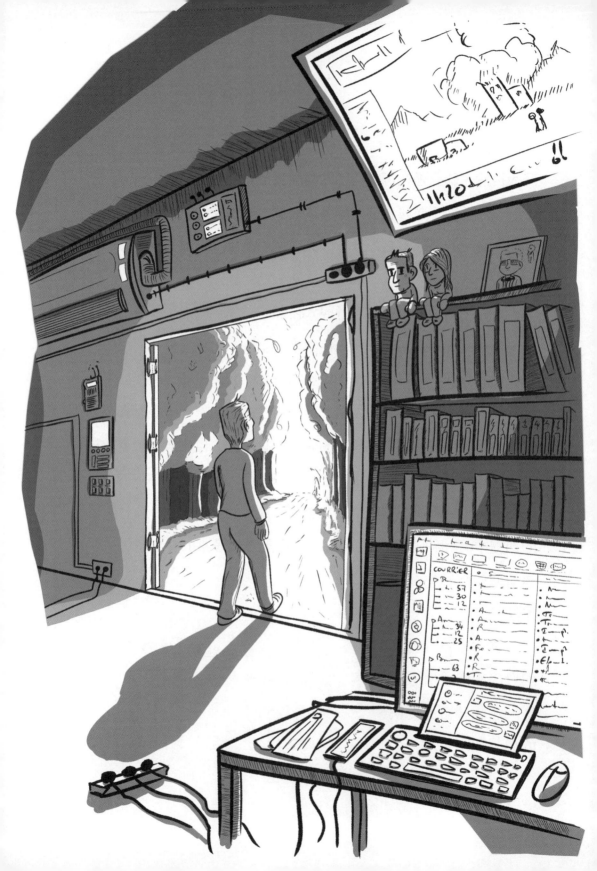

去吧，聽聽鳥兒歌唱，

去吧，把壓力拋在身後，

綠樹等著你。

使用本書的建議

透過這本書，邀請大家花時間慢慢體驗！所有美好的創造都需要時間。請時時記住這句話：「大自然不疾不徐，然而一切皆已完成。」放慢步調，讓所做的事情充滿意義，並給自己機會以充分與大自然和自我重新連結。

本書所建議的方法可以在世界上的所有森林或公園中，按照我提供的步驟進行練習。為了幫助你們，在此提供兩種方法以讓你準備好進行自己的植物沉浸體驗，使之發揮最大的效益：

1. 若已熟悉將要步行的森林或公園小徑：

在離家前就開始在心裡標記可能進行每個步驟的地方。一旦到了那裡，將更容易開始練習。

2. 若是不熟悉將要步行的森林或公園小徑：

讓直覺和大自然引導你。相信自己，並記住每個步驟所需的最佳條件。當你覺得這些條件都已符合時，就停下來並開始練習。

最重要的是：**玩得開心！**

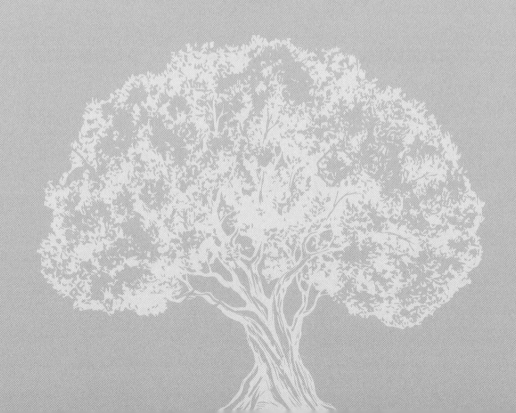

Part 1

換個角度看森林

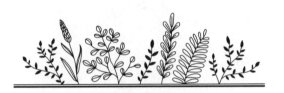

第1章
重新認識樹木

大自然，人類的基本需求

從我童年開始，大自然——尤其是森林——一直是鼓舞我的源泉，成為我的知己、同夥或護佑。

早期我深受一部名為《翡翠森林》（Emerald Forest）的電影感動，那是在1985年，也就是我18歲那年，劇中主角小湯米和他的父親比爾帶我進入一個綠色星球，那是無論我住在哪裡都離不開的地方。

它喚醒我的意識，並從此永遠改變了我與森林的關係。在這部電影裡，談到大自然、部落、啟蒙、美和愛的概念，以及兩個看似完全分離的世界之間的對立。這是一首對大自然及其原住民充滿詩

意的頌歌和讚美詩。

　　誰會不記得一部與大自然相關的電影或書籍之情節，因而深深地改變他對生活的看法呢？或在腦海裡留下對一棵樹或一片風景的記憶，如同一個寧靜而平和的地方，此後你喜歡在心中逃避到那裡，以克服壓力或困難？

　　有些在大自然中度過時光的舊記憶，能重現正向情緒，對我而言就是所謂的「**綠色魔法**」。這種身處大自然，特別是在森林裡的特殊狀態，呈現在達文西（Leonardo da Vinci）手抄本裡的文字引人入勝，並在托爾金（J. R. R. Tolkien）筆下栩栩如生。大自然的魔法自古以來就一直存在，而今仍啟發世界各地的作家、電影圈以及智者和哲學家。

　　漫步在森林裡可以讓心靈得以休息，透過平靜的呼吸滋養身體，重新平衡你的生命能量[1]，並連結自己的深層直覺。什麼都不做，什麼也不期待，並讓大自然有時間、平靜且從容不迫地運行。這也意味著接受完全做自己，不帶任何濾鏡，遠離社會義務，學會接受自己的優點和缺點，同時承認自己的極限。當行走在森林時，無論你願不願意，都會被迫回到當下。然而，還有什麼比知道地球

1　生命能量在中國稱「氣」（qi或chi），在日本叫「気」（ki），在印度是「風」（prana）。這是能量，在體內循環並連結我們所有的器官。

上仍有一些地方，在那裡可以不受生產力無所不在的影響更令人安心呢？在這些大自然的飛地上宣稱「我沒有時間」幾乎毫無意義。在21世紀，最大的奢侈似乎是為自己騰出時間。因此，讓自己逃脫到大自然，享受當下並開始放慢腳步——這是平息因忙碌一整天的心煩意亂，並讓雜念閉嘴的一種最有效方法。

　　在繼續深入主題之前，希望能讓你有機會改變對樹木和森林的看法。這麼做是為了讓你發掘或重新發現一些已經進行的眾多研究——關於樹木的生命及其對我們健康的益處。當你下次沉浸於植物懷抱中並加強你與大自然的連結時，你將能夠充分運用本書所傳達的觀念及其練習。

⧄ 完整的社群

　　感謝最新的科學研究，特別是來自英屬哥倫比亞大學（l'université de la Colombie-Britannique）的生物學家和森林科學家蘇珊・希瑪爾（Suzanne Simard）的研究，以及森林管理員彼得・渥雷本（Peter Wohlleben）[2]的著作，我們得知樹木之間存在重要的訊息交流，而且與我們的社會模式幾無二致，我們可以說，透過這

2　《樹的祕密生命》（The Secret Life of Trees），2015年。2017年由Éditions des Arènes 出法文版，由Corinne Tresca從德語翻譯。

種溝通方式，森林以家族的形式聚集在一起。我們確實可以從中辨認出夫妻、朋友，甚至「母樹」或「集中樹」，這些樹經由根部滋養後代，並傳遞多餘的碳來照顧它們[3]。

更準確地說，這種訊息共享之所以成為可能，要歸功於菌絲體——這是一種源於真菌底下，散布在土壤中的白色絲狀網路。當菌絲體遇到樹的根部時，能夠使樹與樹彼此連結並相互幫助。這些交流解釋了一個表面看似死去的樹樁，如何透過其根源繼續生存。

團結一致！

無論是在同一物種或在不同物種之間，樹木都透過交換碳、磷或氮等養分來相互滋養。

這種通訊網路常被比喻成一個巨大的地下蜘蛛網，就像我們的網際網路一樣。

若說人類的基本需求之一是安全感，那麼森林也是如此，因為這個地下網路也代表一種巧妙的防禦機制，以對抗潛在的敵人。

3　感謝加拿大溫哥華大學進行的研究，我們現在知道樹木有能力透過位於根部末端的各種神經末梢來識別自己的後代。

有組織的防禦

當食草動物開始吃一棵樹的葉子時，該樹就會透過這種地下網路發送一種訊號（類似電脈衝），警告其他樹木有這種威脅。這個訊息會以每分鐘一公分的速度傳播，一旦收到這個警報信號後，周圍的樹木會透過產生抗體來應對危險，方法是散發一種苦澀的單寧，它會改變葉子的味道，使其變得無法食用，因此可以嚇阻掠食者離開，去到更遠的地方覓食。

目前的研究主要集中於樹木在壓力情況下進行的訊息交流，下一步是了解樹木在日常生活中以及在沒有特定威脅的情況下的交流，就像我邀請你探索的那種看似平靜的森林。

大自然有意識嗎？

隨著更多的研究發展，有越來越多的科學家發現植物和森林的運作模式與我們人類有驚人的相似處：它們會互相幫助，有時會打仗，而且必須展現適應能力才能生存。位於克萊蒙費朗（Clermont-Ferrand）的法國國家農業研究院（INRA）的研究員布

魯諾・莫利亞（Bruno Moulia）提出一個有趣的問題，開啟了一個
新的研究方向：「樹木結合了很多訊息。這比單純的反應更複雜，
但這是否意味著智力？」這位農學家兼物理學家特別證明了植物能
感知地心引力、有觸覺並能自行校正它們在空間中的位置，表現出
非凡的適應能力。

花的力量

　　將水仙花（其行為與樹木相同）橫放在一個充滿耀眼白光
的八角形結構中。儘管光線的強度讓這株植物無從分辨底部和
頂部，但它仍向上伸展，讓人推測它能感知地心引力。

　　誰沒有在自然界或某些城市中觀察過樹木被迫在特定環境下生
長在不太可能生長的位置？事實上，我知道一棵樹會根據它的環境
和事件改變生長位置，因此我常常自尋開心地依據樹幹的形狀和演
變來想像它的發展歷史。關於這點，我給你一個有趣的練習建議，
讓你在散步時可以嘗試。

站在一棵樹前。根據樹幹的形狀、曲線或結節，玩樂於猜猜它的歷史和過往。聽從你的直覺：在對周邊發生事件的資訊進行交叉驗證後，你可能會驚訝地發現，自己的猜測與實際情況相當接近。

另一項實驗特別有啟發性。透過對植物進行規律的「空氣脈衝」處理，研究人員發現該植物完全能感知風及其強度。為了適應強風，樹木會自行減緩向上生長的速度，而優先增加其圍徑並深深扎根，以增強對風的抵抗力。

然而，我們能否在不陷入以人類為中心的觀點或萬物有靈論的情況下，談論「大自然的意識」？無論如何，這些初步研究結果顯示，走入森林並非毫無意義。

鑑於它們之間的訊息交流，很可能在你踏入森林的那一刻，所有植物都已經知道你的來訪。所以，若你想有一個「滿意的會面」，就要表現得像個朋友！

大自然是養育我們的第一位母親，世界萬物都本能地與她連結在一起。如果在樹林裡蓋一間小木屋，讓遊客在傳統旅館和這種大自然的住所之間選擇，無論社會地位如何，絕大多數人都更願意睡在樹林裡。

值得注意的是，森林擁有我們生存所需的一切，而這恰巧與城市相反。用於食物和治療的植物、建造居所的木材、可供飲用的溪流、滿足我們飲食、穿著或裝飾（使用骨頭）的動物、石頭、金屬和顏料。除此之外，所有生活在全球各地的土著或原住民都非常了解，如果你學會與自然和諧共處，它就能給你不計其數的回報。

樹與人天生的連結卻常常被破壞

我們本能地知道，在大自然中簡單散步可以讓我們用較大的視角來看待正在經歷的事件，並找到解決大部分問題的具體方法。

當我們被這些百年甚至千年的樹木包圍時，我們的日常煩惱如何不相形見絀呢？樹木按照自己的節奏過他們的生活，在我們出現之前就已存在，以後也會一直在那裡──如果人類不作其他不利他們的舉動。

難道就是這種在我們世界中嚮往的靜止觀念（儘管從2020年春天以來，在各種封城期間所看到的那樣，難以實現），在我們與樹

木的關係中觸動我們的潛意識嗎？可能吧。或者這與大師的智慧相似，知道但不說，以免破壞當下，讓學生自己找到解決方式。不動聲色但不厭其煩地聆聽，當你需要時，他總是在那裡。

　　橡樹、雪松、松樹、雲杉和其他樹木都是爭吵與戰爭、休戰與和解的冷靜見證者。它們看著孩子們長大、長輩們去世，什麼都不說，什麼也不做，只是待在那裡，作為歷史和時間的中立且沉默之見證者。在我們這個渴望權力、經濟成長和消費的貪婪世界中，它們是最終的智者嗎？

　　然而，儘管人們逐漸覺醒，但為了經濟成長，我們仍持續大幅減少地球表面的樹林面積。每年世界上城市的面積增加約4億平方公尺，我們每秒使用80萬公斤[4]的岩石和沙子來生產混凝土。城市正在擴張，大自然空間正在縮小，這是不爭的事實，然而人類需要森林才能長存，因為無論城市多麼美麗或生活品質如何，它總會產生巨大的壓力。

　　從夕陽或大自然景觀中獲得心靈的狂喜，顯示我們所有人都有親近大自然的基本需求。在我看來，是時候在城市和大自然空間之

4　奧雷利安‧巴羅（Aurélien Barrau）在《人類歷史上最大的挑戰》（Le plus grand défi de l'histoire de l'humanité）中引用的數據，Michel Lafon, 2019。

間找到或重拾生活平衡了。

◈ 親生命性

　　人與大自然的連結長久以來已成為許多人研究的主題，然而這些研究往往不為人知。美國生物學家和昆蟲學家愛德華・奧斯本・威爾森（Edward Osborne Wilson）[5]是社會生物學之父，也是最早捍衛和推廣生物多樣性重要性信念的人。他在1980年代提出了一種觀點，即人類有一種與生俱來的傾向，尋求與大自然、與所有生命形式的連結，我們生來就會去愛護大自然。

親生命性或對生命的熱愛

　　「親生命性」（Biophilie）一詞的創立是為了表達人類與大自然的天生連結。它由希臘字根「bio」（意為「生命」）和後綴詞「phile」（「愛好者」）組成。字面上的意思就是：對生命和生活世界的熱愛。

5　《親生命性》（Biophilie），愛德華・奧斯本・威爾森（Edward Osborne Wilson）著，由Guillaume Villeneuve翻譯，Éditions J. Corti 2012年出版。

　　人類有一種「與生命」連結的需求，這種需求以各種形式明顯地存在，甚至在1980年代日本人研究之前，就已經證明與大自然的簡單視覺接觸就能激發我們的潛意識，並在心裡產生近乎立即湧現的正向感覺。這種親和力可以解釋為它的原始性質——自人類出現在地球以來與自然界的連結——以及這種連結對我們的健康有不可言喻的重要性。

　　如果說今天的親生命性仍然只是眾多假設之一，但無法否認的是許多建築師都依據這個假設在市中心為大自然留出更大的空間，例如以開發「森林城市」專案的義大利建築師史蒂法諾・博埃里（Stefano Boeri）。

大自然是最好的醫生：

它療癒了四分之三的疾病，

卻從不說別人的壞話。

——路易. 巴斯德 (Louis Pasteur,
1822～1895)

大自然對我們有益

　　你聽過維生素G嗎？不用尋找你認識的有機物質，實際上它是用來表達大自然對人類益處的術語。之所以用英文單字green的第一個字母g來做類比，代表研究人員和健康專業人員對這個主題的興趣與日俱增。最初的結果也確實令人信服：透過減少可體松來減輕壓力，降低血壓和呼吸系統疾病，提升免疫力和專注力。

　　現在，讓我邀請你來探索一些關於森林對我們健康益處之最有名的研究，以及負責這些效果的不同分子。

森林浴（shinrin yoku）：當科學關注森林的遠古益處

　　根據美國堪薩斯（Kansas）大學心理學家們的研究，沉浸在森林裡不僅有益健康，而且還會影響你的創造力，例如在森林裡度過4天後，創造力會倍增。

　　另一項來自美國史丹佛（Stanford）大學的研究顯示，大自然對我們大腦的抗憂鬱作用，從在森林中最初的90分鐘步行就可以觀察到。世界各地大量研究證明的這些正向影響，也引起教育界越來越高的興趣，以克服年輕一代因大量使用社群媒體而導致的注意力不足。例如在巴塞隆納，科學家們證明了綠色空間對兒童注意力和

記憶力具有正向影響。

　　早在1970年代，這個主題就已成為法國工程師喬治・普萊桑斯（Georges Plaisance）著作的核心，他證明了森林空氣中的微生物遠少於城市的空氣。這種差異可以透過地衣、苔蘚、樹葉甚至露水的過濾功能等來解釋。

淨化的樹木

　　樹葉表面有微小的細毛，可以攔截懸浮微粒，然後被雨水沖刷到土壤中。2014年，英國進行一項針對樹木過濾能力問題的研究，在為期13天的對比實驗中，評估兩棟房屋外部的汙染情況，其中一棟被樺樹環繞，另一棟則沒有。研究結果顯示，樹木的存在能減少50%的懸浮微粒（PM1、PM2.5和PM10），這些懸浮微粒對我們的健康有害，因為它們能深入滲透到我們體內。

　　在1980年代，東京醫科大學衛生與公共健康系的免疫專科醫師、日本森林療法學會創始成員李卿博士（Dr. Qing Li），深入研究大自然對人類的益處。這種透過大自然的壓力管理法，日文稱為「shinrin yoku」，中文譯為「森林浴」。

森林浴（Shinrin Yoku）的創立者

日本林野廳長官秋山智英氏（Akiyama Tomohide）於 1982年提出shinrin yoku這個詞，他希望看到更多日本人走入森林裡放鬆身心，並重拾幸福健康。

多年來李卿博士和宮崎良文（Yoshifumi Miyazaki）教授等人一直在研究這種名副其實的「自然療法」，以尋求解決壓力危害之道，這些問題已成為日本重要的公共衛生問題。

雖然在森林漫步無法明顯治療疾病，然而它可以作為一種預防措施，增強身心健康。根據李卿博士的研究，由於樹木會釋放某些分子，因此沉浸在森林裡可以增強免疫系統。

而且不要忘記，與大自然接觸可以讓大腦脫離長久的警戒狀態，而這是處於都會區的人們幾乎都會自動引發的戒備狀態。

最後，我要介紹一項在歐盟內部展開的研究。2018年6月至11月間，在西班牙的烏爾代拜（Urdaibai）生物圈保護區，進行了一項前所未有的研究（並由歐盟部分資助），稱為「Basoan」（在森林裡）。其目的是證明與大自然的連結有益人類健康。

　　該研究透過四個面向以衡量森林浴的影響：身體健康、心理健康、人際關係和個人發展。這項研究選擇的受試者有22人，其中包括8名女性和14名男性，他們大多患有人格障礙、精神病、情感障礙或情緒障礙等疾病。

　　結果不言自明：89%的人改善他們對自己身體狀況的感知，45%的人從不好不壞變成感覺快樂，54%的人感覺到更強的力量，82%的人會「毫不猶豫」推薦這項活動。

＼ 芬多精：舒緩分子

　　在森林中，你將會使用五感，而嗅覺將是你幸福健康的重要元素之一。李卿博士也是一位生物學家，自2005年以來一直致力於研究森林的益處，他也已證明從樹葉和針葉釋放出來的分子之巧妙組合，確實對我們身體有重要的作用。

　　這些由樹木釋放出的分子被稱為芬多精，肉眼看不見。它們使樹木能夠自我防護，以免受到有害真菌和細菌的侵害。其中一些分子如萜類，具有特別的香氣，正因為如此，樹木和植物才得以提供我們在大自然中可以享受的各種氣味。當我們行走在樹林時，這些分子就會經由呼吸道和皮膚毛孔進入我們體內，我們什麼都不用做，只需要懂得花時間呼吸！

100%放鬆的分子

芬多精對我們的健康有益，因為吸入它們可以加速淋巴細胞（白血球在免疫系統中發揮重要作用）的活動，以及血清素（通常被稱為「快樂荷爾蒙」）的釋放。

人體有交感神經與副交感神經系統，前者會在人有壓力、危險和恐懼的情況下開始運作，後者則是控制身體再生和放鬆功能。芬多精能提升副交感神經系統，同時抑制交感神經系統，進而有助於我們放鬆。

在這些分子的作用下，會有兩種訊息自動發送到大腦，引導你更放鬆和減少焦慮。因此，這兩種結合的活動會自然而然使身體處於一種有益於身心放鬆的幸福狀態，進而更能享受當下。當然，除此之外還有陽光的有益影響，陽光穿過樹葉呈現綠色，為大腦提供一種令人安心的顏色。

由於林務員彼得‧渥雷本（Peter Wohlleben）的工作貢獻，使我們得以辨識地球上近兩千種不同的「植物語彙」（vocables végétaux）。森林裡到處都是嗅覺寶藏，正等著幫助我們尋求自然界的健康幸福。

幾個芬多精的例子

橡樹的芬多精因具有調節高血壓的功能而受到重視。

來自歐洲栗的香豆素，非常受調香師的歡迎，可以用來調製野生植物的香調。

還有樺木，不僅含有香豆素，還有樺木醇，具有利尿和淨化作用。

針葉樹也富含芬多精，當你進入有松樹、冷杉或雪松的森林時，你的鼻子會立刻被擄獲。它們都對呼吸道有益。

＼＼ 好菌

相信你也經歷過這樣的時刻：在結束一整天漫長的工作或不愉快的對話後，心煩意亂回到家，於是你決定去修剪植物。甚至在沒有真正意識的情況下，你觸摸泥土的次數越多，心中的憤怒就越減弱，最終能完全平靜下來。透過專注於手部動作的體力活動確實能讓你的大腦從胡思亂想中休息一下，但我們現在知道還有另一個因子介入這個過程。

在2007年發表的一項研究中，英國研究人員確實證明土壤中存在一種名為牝牛分枝桿菌（Mycobacterium vaccae）的細菌，它能活化分泌血清素的神經元。我們知道血清素是負責調節情緒的荷爾蒙，缺乏它會導致憂鬱，而現在我們清楚明白為什麼整理園藝或與土壤接觸會產生有益的影響。

﹨﹨ 結果就在那裡！

根據這些研究，我們發現在森林中行走可以減輕壓力，增強免疫防禦力，改善睡眠和提升專注力，讓身體放鬆，降低心率，並激勵大腦功能。

因此，森林使你處於一種特別的放鬆狀態，有利於鍛鍊自己。透過精心挑選的有效練習，所有的條件都將使身心產生正向積極的改變。所以，建議你帶著對森林及樹木的新視角，真摯地在這個以植物為基礎的反思空間向前行。

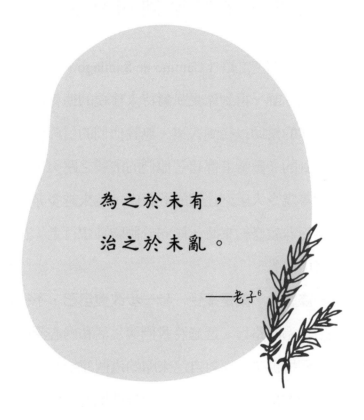

為之於未有，

治之於未亂。

——老子[6]

6　道教始祖，西元前571~471年。

從外在生態學到內在生態學

　　從聖地牙哥朝聖之路（Camino de Santiago）的朝聖者，到蒙古大草原的薩滿巫師，再到深受凱爾特人珍視的德魯伊教，人類總是在尋求大自然的幫助以找到答案。無論他們的信仰或傳統是什麼，我們今天提到的多數智者都藉著他們的啟蒙之路與自然界生成特殊的連結。當身處令人感到迷惘的社會中，越來越多非宗教人士在尋求靈性答案而非教條約束時，傾向於體驗冥想行走，在全然自由的意識與思考中內省。

　　走在一條路上，就是接受一步一步改變自己，不在意終點，但重要的是所走過的路程。透過將我們與生活和內心深處連結起來，而森林為我們提供藉由面對自己來開始這個連結的可能性。

　　同樣有趣的是，今天我們在專業教練輔導中使用「生態學」的概念，來喚起人的內在力量與外在環境之間的平衡。

　　在你和世界之間找到這種平衡對於連結你自己的本性很重要，這個本性是要**接受所有形塑你的元素，適合你的以及你不喜歡的一切，並讓自己成為一個活生生的人**。就像中國哲學中的陰和陽一樣，代表宇宙萬物的二元性，這兩種力量看似對立，卻相互需要且完美互補。陰轉陽與陽轉陰，輪流交替；就像軟與硬、正與負、陰

影與光明、善與惡或熱與冷。

依據不同的地點，森林可以是明亮的也可以是陰暗的，是重新與人的真本性連結並找到身心平衡的好地方。

在森林中的感受，取決於你這次在森林裡想要吐露的心事而呈現不同的結果，也取決於你願意放下什麼……或什麼都不放。內在生態學也意味著尊重你的自由意志！

⦀ 擺脫恐懼並重新發現自己的真本性

要成功實現外在生態和內在生態之間的轉變，重要的是要學習如何管理自己的恐懼，包括害怕他人的眼光和「別人會說什麼」、害怕與自己獨處、害怕改變等。

問題是：在這趟發現自我的旅程中，你準備好放下什麼以及願意走多遠？

恐懼和其他情緒一樣，是一種必要且正常的感覺，它有助於我們免於外來侵略。它有時可以挽救生命，幫助你在面臨危險時正確而快速地做出反應，但它也能讓你動彈不得，變成你採取行動的障礙。

透過在行走中建議的練習，你將有機會擺脫恐懼。然而，建議你現在就認清這些恐懼，以便在時機成熟時能好好地擺脫它們。

為了辨識自己的恐懼並好好處理它們，請在一張白紙上畫兩個欄位，在其中一欄寫下你想做什麼和你的願望，另一欄則記下阻礙你的事情和你的障礙。

　　然後問問自己，這些障礙是否真實存在，還是由於缺乏自信或自尊所引起的？

　　倘若這些恐懼是真的，而且不是你可以決定的結果，邀請你做P.217的練習。它會幫助你把這些恐懼拋在腦後，專注於你面對的問題並找到適當的解方。

　　假使這些恐懼是基於缺乏自信或自尊，請翻到P.236，開始鍛鍊自己。

　　有許多人可能認為這種內省在今天是沒有必要的，只有僧侶或為宗教奉獻一生的人才需要這樣做。然而，我個人並不這麼認為，而是恰恰相反。

　　我們一生都在不斷進化：我們的品味、思考方式、價值觀等，會隨著經驗和遭遇的困難而變化，這些困難使我們變得更強大或摧

毀我們。

　　面對今天飛速發展和猖獗侵入的數位化，我們某些需求發生了
變化，破壞我們與他人、與大自然，甚至與我們自己的關係。我們
大部分時間都在室內度過（車內、住所、商店、健身房等），而逐
漸與自然環境隔絕。我們為什麼要等到像全世界在2020年春天經歷
的強制封城，才意識到我們的基本需求之一是戶外生活——是我們
DNA中記載的大自然生活呢？

　　藉由這些行走的路程，你將以某種方式延續千年的傳統，並讓
自己也成為來自全世界的「探索者」中的一份子，踏上試圖回答有
關生物或生命的哲學和本體論問題的道路。透過協調我們社會的理
性和自然界的想像力，將在你展現的成人模樣和隱藏的內在小孩之
間建立起一座橋樑。

　　愛彌爾・庫埃（Émile Coué）曾經說過，人的主要能力不是意
志，而是想像力。所以在森林裡，莫等待，並敢於想像一個符合你
自己的未來。

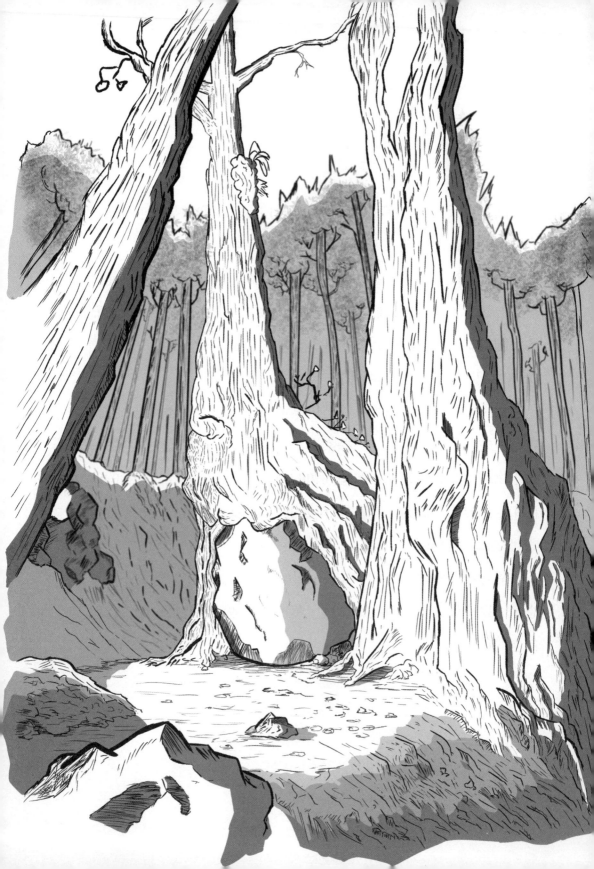

大自然不疾不徐，

然而一切皆已完成。

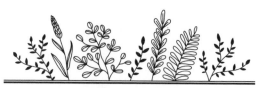

第2章
森林，天生的教練

有利於反思的環境

　　幾年前，我深受倦怠症所苦，一直努力想克服。而後我才明白，為了重拾平衡，我必須更加聆聽自己之所以成為人的需求。我經常在森林漫步時意識到這一點，而這讓我將自己安置在一種理想狀態，以好好思考未來。

　　我漸漸明白，實際上在以前和當時的需求之間確實有差距，而我對事物的優先順序，例如我的價值觀也不同了。為了重新振作起來，我必須重新與自己建立連結，重新定義自己的需求，重新賦予行為意義，並改變不再適合我的東西，以找到我在當今社會中的位置。就我而言，這特別意味著我必須重塑我的職涯。在這項改造的

過程中，大自然就像「天生的教練」一樣陪伴我，讓我處於理想的條件中去思考，並找到最佳方式以具體將我的願望轉變成真。

　　事實上，我們常常在一個顯然遠離實現幸福法則的環境裡尋求幸福。實現幸福是要：慢慢來，放慢腳步，培養樂觀態度，活在當下，愛自己並接受自己本來的樣子，心存感激等。

　　為了讓我提議的森林路線對你更有幫助，邀請你先反思，並改變你對四個基本需求的看法，以在現今的社會中保持生活平衡。再來，透過記錄你行走的練習，你將有機會具體地實地練習。

好好生活的四個關鍵

- 恢復樂觀心態，以便好好解決生活中原有的困難，並緩解當今社會中日益擴散的悲觀情緒。
- 讓壓力成為盟友，以更能預防身心問題。
- 學習從數位生活裡斷線，以避免喪失自信和自尊（特別是透過社群媒體，造成有意識或無意識的與他人比較的惱人狂熱）。
- 懂得如何活在當下，學習放慢腳步並與自己真實的需求重新連結。

恢復樂觀心態，以好好面對困難

倘若行走在森林裡讓我們此刻更快樂，那麼一旦回到城市環境後，可能需要很長時間才能學會如何延續這種幸福狀態。如同植物一樣，樂觀需要時時被關照才能成長和茁壯。因此，建議你了解這種感覺是如何建立的，以及在步行時如何發展這種感覺，這樣你就可以在日常生活中運用它。

「幸福並不總是在永遠湛藍的天空中，而在生活中最簡單的事物裡。」這句格言特別觸動我，它簡單明瞭卻所蘊含了許多真理。它本身就總結了正向思考的基礎（在我看來，這是幸福的支柱之一），以及許多人心裡並不真的相信它的原因。

事實上，正向思考在20世紀初經歷一個繁榮時期，這要特別感謝先驅愛彌爾‧庫埃（Émile Coué）的暢銷書籍《暗示效應》（Self-Mastery Through Conscious Autosuggestion）。但多年來，這套「方法」經常遭到毀謗，被認為是過時、幼稚，甚至不切實際、太過簡化或忽視生活中的困難。

正向思考並不意味或導致「無視困難或以粉紅泡泡看待生活」，正好相反，習慣依賴事件的正向角度，更能超越事件產生的障礙。這不是自欺欺人，而是懂得利用自己的資源和能力來面對困難。

正如聖賢先知們所說，幸福躲在簡單的日常事物中，例如一個微笑、一個積極正向的想法、跟朋友喝杯咖啡、與家人在一起、美麗的日出或鳥兒的歌聲，前提是你能意識到這一切。而這些記憶中的愉快時刻，將幫助你度過最困難的時刻。

我們的快樂時光

2015年，美國精神科醫生和教授羅伯‧威丁格（Robert Waldinger）及其在波士頓哈佛大學醫學院的團隊發表有史以來研究最久的幸福感研究結果。

該研究歷時75年，收集和研究了724名美國男性的樣本訊息，目的在回答一個基本的問題：究竟是什麼讓我們一生感到快樂呢？

結果顯示，讓人真正快樂的既不是金錢，不是工作，也不是名望，這些在定義上都是瞬間即逝的。

讓我們感到快樂的事情似乎可以歸結為三點：身邊有朋友，懂得如何優先考慮「質」而非「量」，同時對自己所做的事情賦予意義，以及建立持久的人際關係。

　　我們大腦每天產生大約6萬個想法，而其中90%每天都是相同的。這個神經學的實際狀況有助於我們更理解，透過增加正向積極的想法，就能增加機會以逃離暗黑的環境，並為我們吸引有價值的人和機會。

　　原則上在一天的時光裡，我們的正向經歷比負面經歷還多。但由於傾向於關注負面消息，我們大腦對好消息的看重程度不如對壞消息的重視，而壞消息往往占據我們思想的大部分，甚至我們與人的爭辯就被歸於壞的一面。

　　這種認知的過程是造成你失眠或怨恨的部分原因，如果你做放手練習，這可能會得到緩解。

正向思考：骨牌效應

　　我們的正向思考會使大腦放鬆，並同時活化其左半球的兩個區域：前扣帶迴皮質——將它們詮釋為愉快的感覺，以及杏仁核——「管理」這些情緒並命令大腦「進入放鬆模式」。

　　由於副交感神經系統被激勵而提升被稱為「快樂荷爾蒙」的血清素，而大腦的這種放鬆則會影響身體。

　　骨牌效應會一直繼續著：隨著放鬆，身體的修復機制開始發揮作用，並增強免疫防禦力。

　　正向思考逐漸證明它的效力，並在1998年的美國心理學會年會誕生一門新學科：正向心理學，而這都要歸功於心理學研究員馬汀・塞利曼（Martin E. P. Seligman）。

　　這門新學科特別著重健康和幸福生活，讓每個人都能培養樂觀性格和韌性，而不必糾結於精神病理學的起源。

　正向或負面：你有能力影響自己的想法

　　一個念頭在剛開始時是心智的一種表現，它既非負面也不是正向──它將是你想要它成為的樣子。這可以說是神經元和突觸之間的電位活動。念頭一旦被寫入大腦，將很快被另一個取代，除非你不斷去想它。在這種情況下，它會深深植根於你的腦海，以至於產生一種信念，如正向的（「我能成功」）或負面的（「我永遠無法成功」）。自此之後，這種信念將影響你的所有行為。

　　為了能更理解這個過程，讓我們用你走路時發生的事情來做個對照。想像自己在一片森林裡，離開已知和標記的道路，穿越植被行走。如果你只走一次這條新路線，你走過的痕跡將很快消失得無影無蹤，而植被將繼續生長。現在想像一下，你經常跟很多人一起走這條新路線：漸漸地你會開闢一條有新標記的路徑，越來越容易定位和行走，即使這個地方原本什麼都沒有。這正是大腦隨著念頭

的重複而發生的情況。

你的念頭創造了神經的連結，而這些連結循著「神經溝」連接大腦的不同區域。越是重複同樣的想法，這些神經溝就會被掘得越深，你的想法就越容易沿著它們前進，直到形成一種自動反應機制。

從日常生活的角度來看，這種運作模式解釋了為什麼定期訓練和建立儀式，以實現特定的目標很重要。但這也說明為什麼隨著時間的推移，僅僅是一個想法就可以用這樣或那樣的方式「左右」你的生活，就像對於那些無法獲得真實訊息來源的人來說，假新聞多重複幾次後就變成事實一樣。

所以，正向思考可以深深改變你對世界、你自己以及與他人關係的看法。具體來說，發展正向思考可以增加正向的影響，並啟動所謂幸福人生的正向迴圈。

幸福人生的正向迴圈

正能量會提升你的能力，讓別人願意與你互動並幫助你。這種支持會推動你走向成功，同時增強你把握機會、達到目標的渴望。這種成功會激勵你，並啟動你新的正向思考，從而帶來個人成就感等，正向迴圈於焉形成。

正向思考會吸引正面積極的人和事。反之，負面思考會將負面消極的事件和悲觀的人吸引到你身邊；這一切都是相互滋養的。

我們都經歷過心灰意冷的時刻，那時身邊環繞的人都把我們推向陷入這種困境。仔細想想，一旦你改變思考方式、處理事件的方法，你可能會發現自己已走出這個不堪的沮喪，和/或讓自己擺脫身邊有毒的人對你的情緒控制。

這是吸引力法則和意向力量的根基，在你沉浸於植物的懷抱中時，建議你將它運用在整個路程中。

聚集分散的部分

1886年，美國記者兼作家普林提斯・馬福德（Prentice Mulford）在他《成功法則》（The Law of Success）的文章裡，將吸引力法則本身明確定義為一項原則。這個法則的基礎是根據我們的思想和情緒給出的方向，吸引相應的事件來到我們身邊。這需要定期練習，並讓我們的想法、感受與所作所為完全保持一致。

　　要開始培養更樂觀的思考方式，你現在要做出的第一個決定就是「有意識地生活」。意識到你每個不加思索的日常行為，尤其是你的正向行為。從日常生活中摒棄例行的公事，並全心全意重複你的行為。倘若你發現某些無意識的行為並不能讓你開心，那就調整並換上其他更能滿足你需求和期望的行為。因此，你將能逐漸擺脫某些「負面反應」，並更關注那些能讓你內心產生滿足感和感激之情的行為。

⧄ 心存感恩，承認自己的幸運

　　為了培養你的樂觀心態，請養成感謝自己所擁有一切的習慣。然而不幸的是，我們往往在失去時才意識到它們的價值，也就是說，通常為時已晚。

　　身為一名身心調節師，我曾有機會與一位年輕人一起練習，這位年輕人在一場車禍後便只能坐在輪椅上過日子。在我們第一次會談中，他哽咽著跟我解釋，他最懷念的是日常動作，比如早上起床時腳踩地板，或者快速拉開他在蒙馬特小公寓的窗簾，窗景呈現整個巴黎的景色，讓光線進入房間……就這麼簡單！

　　建議你在行走的路程中，主動意識到這些日常生活的動作，去意識這些一整天被無意識執行卻不被感謝的動作，並對它們懷有感

恩之心。重新發現世界之美和你身體的功能，就像第一次看到那樣
驚喜。

　　從最簡單而可能是最常見的動作——呼吸開始。我們通常每分
鐘會重複呼吸動作大約10至18次。有什麼比想都不用想就能呼吸還
棒呢？還記得那些因感冒、鼻塞或支氣管炎導致無法順暢呼吸而失
眠的夜晚嗎？想想你當時為了能正常呼吸而付出的一切！

　　享受無痛的行走或聆聽身邊的聲音，從鳥兒的歌唱到汽車喇叭
聲，想想這些你無一例外都能聽到的聲音，並感謝自己能清楚地聽
到。當你咬下一口水果時，感謝自己能夠品嚐它的味道。感謝所有
可以透過五感得以探索的一切。意識到你每天經歷所有正向的事
情，即使是最簡單的事，這都會讓你抵消負面的經歷。

　　這是每天睡前可以做的簡單卻非常有效的練習：

> 回想你這一整天所有的正向經歷。如此一來，你將拋開
> 阻礙你入睡的困難或煩惱，並使大腦習慣聚焦在白天一切進
> 行順利的事情，而非反覆思考哪裡出了問題。感激這些正向
> 的時刻，依據你的信仰感謝你在這一天經歷的所有正向事
> 情，即使是最微不足道的東西。

⟍ 練習gökotta（清早去聽鳥兒唱歌）

建議你設定另一個醒來時做的儀式，瑞典人稱之為gökotta，意思是「清早去聽鳥兒唱歌」。

這種正向的儀式在每天黎明時進行。如果住在公寓，只需打開窗戶即可。這個規則源於瑞典的一種古老傳統，根據該傳統每個人都會在耶穌升天節那天到大自然中聆聽布穀鳥唱的第一首歌。

為了幫助你建立自己的正向儀式，請參閱P.235。

如你所知，培養正向思考並不意味拒絕面對困難或與世隔絕，而是要運用正向態度，來發掘自己的資源和能力，感謝愉快的事件，以更能面對棘手的事件並找到克服它們的方法。阿方索·凱塞多（Alfonso Caycedo）還從中得到兩個身心調節學的假設：正向行動原則（基於「對身體或心理的任何正向行動，都會對意識產生正向影響」這個事實）和客觀現實的原則（如實了解情況）。

當然，以這種方式看待世界並不是天生的能力，它需要練習和訓練。然而，基於森林的優勢以及你沿著林間道路練習的建議，能讓這個在森林裡的練習有相得益彰之效，讓你更能管理好壓力。

讓壓力成為盟友

　　我們已見證沉浸在森林環境中幾分鐘後，壓力就減輕了的奇蹟。為了更好地管理我們所知道的原則，建議你在練習前先好好了解這個練習的力量。壓力並不像我們常常認為的那樣，它不總是敵人，它甚至是我們生存時所必需的寶貴盟友。

　　壓力是身體對外界刺激的適應性反應。如今，我們必須承認壓力的來源因訊息和通訊技術進步而倍增，同時不要忘記我們有時會活在社群時代裡的過度連結裡。無法適應這些新科技，就產生一種稱為「科技壓力」的不適感。面對令人焦慮的訊息，我們的反應方式和抗拒程度不盡相同。缺乏對壓力機制的了解，常常使我們無法有效管理壓力。

　　另外，建議你多了解一下我們所謂的「21世紀之惡」，以幫助自己在森林的探索過程中，更容易找到適合你壓力類型的解決方法。

⸜ 壓力三階段

　　壓力發生時主要會導致兩種荷爾蒙的分泌：腎上腺素和可體松。面對這種高壓的情況，你會歷經三個接踵而至的過程：**警報、抵抗和倦怠**。建議你定義這三個階段，以辨別自己身體的不同反

應，從而理解為什麼大自然能幫助你學會好好應對壓力。

警報階段對應於最初的反應，讓我們身體準備好以面對這種身體或心理上的攻擊。這是一種本能反應，由管理我們身體所有自主運作（如心跳或呼吸）的自律神經系統主導。這有時也被稱為「好壓力」或「急性壓力」，因為它可以幫助我們在面對危險時快速反應，而依據定義，它是有時間限制的。

第二是**抵抗階段**。若壓力持續很久，我們身體為應對這種壓力就會啟動抵抗反應。危險的是這種壓力會干擾你的日常生活。而慢性壓力更危險、更有害，因為它更「深藏不露」。

接下來是**倦怠階段**，當你應對壓力狀況的能力不堪負荷時，就開始進入這個階段了。倦怠階段會導致人精疲力竭。

我們還知道情緒與壓力過程密切相關。

一位神經科學家暨人類壓力研究中心（CESH）的創始人索尼婭‧露皮恩（Sonia Lupien）證明了壓力機制始於大腦裡三個重要部位的交流：分析來自五感訊息的部位（前額葉皮質）、情緒中心（杏仁核）和記憶管理中心（海馬迴）。因此，即使面對同樣的危險，我們的反應卻不盡相同。

隨著都市生活的模式改變，我們受到外界的要求越來越多，有時對自己的期望過高，並想要突破自己的極限，卻放任自身的感受

不管，甚至可能讓自己處於危險之境。管理壓力還意味著學習接受我們的情緒並放慢腳步，而在大自然環境步行，在最初的5分鐘就能讓我們慢下來。

給自己時間

很多時候壓力之所以存在，是因為我們讓它成形。無論是因為沒有時間、教育背景、我們的信仰或其他因素……不幸的是，不給自己時間的原因數不盡。我們常讓日常工作優先於個人時間，而「我沒有時間照顧自己」這句話成了一種口頭禪，讓慢性壓力有足夠的時間成形，緩慢且紮實地壯大。

然後我們就會進入一個危險的漩渦，因為你越看不到自己，就越會白白擔心，經常感到不知所措，進而更沒有時間給自己。這種情況會令人沮喪、憤怒，並可能會讓人疲憊不堪、甚至精疲力竭。

控制壓力還意味著學會管理時間，以重新與自己連結。

學會安排一天中優先處理任務的順序是壓力管理的重要元素。很多時候我們浪費時間在處理當下發生的事情，卻不知道這些事是否比其他已經等待了一兩天的事更重要。往往出於方便、拖延症、缺乏條理或洞察力，我們會把最重要的事情放在一邊，而讓自己忙於較無關緊要的事情或別人堅持交付的任務，即使這些事情並不那

麼重要。

壓力管理的關鍵之一，是**學會辨認工作或私領域的優先順序，並且永遠不要在重要事情之前先做看似緊急的事情！**

建議你在重新連結之道中，處理另一個大壓力期：變化期（請參閱P.242）。

事實上，越來越多尋求生活意義的人，開始轉換職業跑道或改變生活中不再適合他們的事情。這種方法或許有益，但你必須意識到任何變化都會帶來壓力，而這種壓力會根據每個人的適應能力有所不同。

若我們每個人都依據自己的經驗、經歷和適應程度來應對這些壓力階段，那麼每個人就會有適合自己的有效解決方法。

其中一種解決方法是接觸樹木和大自然，因為正如我們之前所提到的，待在大自然中5至10分鐘足以降低你的可體松，相反地，5分鐘的憤怒或沮喪會擾亂身體，並在後續的5個小時持續削弱你的免疫防禦力。

習慣於管理壓力，並了解這是你生存的基本要素，將改變你與壓力的關係，並使它成為盟友。如此一來便能減少壓力對你的健康和行為產生的負面影響。

要做到這一點，定期釋放在你身體和心靈積累的壓力——惡名

昭彰的干擾性思緒——將會很有幫助。你還需要花時間辨別日常生活中有哪些行為是有益的、哪些又是壓力源。我將在Part 2說明這項練習，這是走向平衡之道的其中一個階段。

　　管理壓力也包括重新掌控自己的時間，並重新考慮自己與數位科技的關係。

學習數位斷線

░░ 網路與你

　　即使行動通信基地臺越來越強大，但在森林深處網路訊號卻普遍地薄弱，甚至沒有訊號。因此，這個自然環境是一個理想的場所，讓你得以學習從手機中脫離出來，從而擺脫不必要的壓力和焦慮，並完成這些重新連結之道。在脫離數位世界進入森林之前，建議你先了解一下真正上癮的原因。

　　現今越來越強烈的數位刺激增加了憂鬱症和身分認同危機的風險，以及缺乏讓大腦正常運作所必需的寧靜和休息時間。這種不斷線連結的新需求——這種「癮」——隱含著部分人（通常是年輕人）的恐懼，這些人害怕被遺忘，或擔心如果他們不出現在網路

上就好像自己不存在似的。這種恐懼症有個名稱：被遺忘恐懼症
（athazagoraphobia）。對於許多人來說，一天不看手機，不在社
群媒體上分享已經變得不可能。渴望看到自己的照片下面有人「按
讚」，思考如何以漂亮的姿勢擺拍，然後想出新的點子以期在下一
個貼文得到更多「讚」，這一切都會引發某些人的焦慮症。

　　這種成癮更難控制，因為它是社會性的，而且在大部分的間
裡我們不認為自己會對手機上癮。因此，建議大家先來了解什麼是
成癮。

▧ 當成癮取代溝通

　　在1990年，美國精神科醫生阿維爾‧古德曼（Aviel
Goodman）將成癮定義為：

　　*一種旨在產生快樂和緩解內心不適的行為，其運作的特色是無
法靠意志來控制它，然而儘管產生了重大的負面影響，它仍然繼續
存在。*

　　聯邦行為成癮研究所（IFAC）的另一項研究確定了成癮行為
的四個主要特徵：無法抗拒參與這種行為的衝動，在開始前越來越
緊張，行動時感到快樂或解脫，最後失去對這種行為的控制。

　　讓我們面對現實吧！這些行為讓人聯想到我們與社群媒體的關

係。我們知道自己花太多時間在那個網路世界，但又繼續寫或看著一個貼文接著另一個貼文，我們停不下來，因為那給我們一種立即的滿足感。

Elabe[7]的調查還顯示，60%的法國人表示自己非常依賴螢幕，以至於無法想像沒有手機的一天。實際上社群媒體對我們自由意志的控制越來越強，然而我們甚至都沒意識到這點。依據行銷研究公司One Poll的數據，有42%的法國人和59%介於25至35歲的人選擇他們度假的地點，是依據能不能在Instagram發布具有原創性的照片。

我們無需自責或停止一切，因為它是我們創造的社會之邏輯結果，但重要的是我們要意識到這種社會和世代成癮的事實。

認清若我們繼續這樣的行為，我們存在的不適感也會持續下去。認知到這個現象後，我們才能開始討論擺脫這種新奴役的解決方法，並讓手機回歸到它本來的功能。我們過去曾在戶外長椅上度過休息時光，看著行人在眼前來來去去，或凝視窗外做白日夢，然而隨著歲月的流逝，這些都已被短訊回覆或社群媒體上無目標的快速切換所取代。遺憾的是，這種新改變並沒有為我們大腦提供任何

7　在2019 年由AXA Prevention委託進行的調查。

休息時間，而大腦應該在這段休息時間裡恢復活力。再一次地說，森林可以提供我們寶貴的幫助。

▨ 選擇數位排毒

現在是時候來學習如何實行漸進式的數位斷網，以重新控制我們面對數位化世界的行為了。這樣你就可以在進入森林前更容易地關掉手機。

首先要記住一件事：決定何時切斷這種虛擬連接的，是我們而不是社群媒體。最近賓州大學（University of Pennsylvania）的研究人員指出，每天掛在社群媒體上超過30分鐘，會造成我們的心理健康受到傷害[8]。

你呢，自己狀況如何？你也是無手機焦慮症（Nomophobia）的受害者嗎？

8　訊息節錄自《金魚文明》（La Civilization du Poisson Rouge），布呂諾・帕蒂諾（Bruno Patino）著，Éditions Grasset出版，2019年。

無手機焦慮症（Nomophobia）：
「喂、媽咪，我沒有手機怎麼辦……」

無手機焦慮症（Nomophobia）這個詞源自於「no mobile phone phobia」這幾個字的組合。這個詞彙描述的是人們對於無法隨時隨地取得上網手機的焦慮感。來自英國郵局（Ukpost Officine）進行的一項研究顯示，65%對他們手機上癮的人，會因為想到可能會沒電、身處無信號的地方或遺失智慧型手機，而產生強烈的焦慮感。

唯有接受自己已經上癮的這個事實，你才能擺脫它。

數位斷線是與自己重新連結的必要步驟。若你的大腦總是不停地在運作，它將很難區分要保存的有用訊息和要丟棄的無用思緒。之前提過我們大腦每天要處理6萬個念頭：很容易想像，並非所有這些念頭都是必要的，而且就像電腦或居家環境一樣，需要定期整理清潔。我們現在知道這個「清理」的過程有一部分是在睡眠中進行，因此高品質睡眠是很重要的。然而現在我們的睡眠品質越來越糟，而且在睡前看最後一眼手機並沒什麼幫助，手機放在枕邊或隨手可及之處，更是如此！

建議你從現在開始，透過關掉手機的通知功能來開始進行數位排毒。事實上，每次你聽到或看到新訊息通知時，大腦都會自動反應。它會活化與獎賞和快樂相對應的區域，而你無法抗拒，這已經成為一種反射行為。若你喜歡花時間在網路上，可以選擇一段白天的特定時間來瀏覽，除了這個時段以外就不上網。隨著時間的推移，在沒有時不時就出現通知的情況下，你會越來越不受誘惑，而越來越關注現實世界中你身邊發生的事情。

還可以降低手機對你的誘惑。當你想看手機時，問問自己是否真的需要它，或者你是否只是在回應一個反射機制。手別一直握著手機，可以將它放在口袋或包包裡，這樣就不會和手機有直接的視覺接觸。利用這段時間讓你的思緒飛揚，你將會發現這會讓你更有創造力、也更放鬆。

另外有件事也很重要：不要拿手機來當鬧鐘，這樣就可以避免在睡前和醒來時看到它。相信你會找到其他更有趣、更豐富的東西來看。

你可以選擇擺脫這種數位成癮，且重新發現：你最好的朋友其實是自己。關掉手機將是重新連結之道的第一步。

▨ 從數位斷線到與自己重新連結

正如你所理解的，我建議在與樹木接觸時體驗這種與你真本性的重新連結，也與你的數位斷線關係密切。與任何習慣一樣，它在你的生活中占有一席之地並成為一種本能的習慣，所以必須以有意識的方式用其他東西來取代它，以確保它不會像迴力鏢效應那樣再度回到你身邊。為了幫助你，請在白天設定使用手機的時間，而在非使用時段就將手機放一邊。若你用另一個習慣來代替，手機的誘惑就會越來越小：例如在通勤途中看書或看雜誌，休息時與同事聊聊，在外面散步時觀察所有自然界的元素等。

跟你保證，這種回歸自我並不是自私的行為，恰恰相反，這種行為會讓你更加關注他人，從而聆聽別人。多關注自己會讓你更充實，這樣就可以與身邊的人分享更多樂趣。

你不能給出自己沒有的東西。無論你的興趣是什麼，重要的是找到對你有意義、能讓你快樂的東西。

我們大腦是單工的，而這與我們有時相信的事實相反。你不可能同時專注在你的手機，又意識到身旁發生的事，更別說意識到內在的自己。

無處不在的數位世界直接影響我們失去對當下的覺察能力，因

為覺察當下是重新連結我們真正需求的最佳方式之一。

透過在森林裡練習這種重新連結，你將學會活在當下，這是對突如其來的事件保持冷靜並培養韌性的關鍵因素。

學會活在當下

連結樹木與活在當下的觀念聽起來很簡單，但很少人，特別是生活在城市中的人，懂得如何以具體的方式將兩者連結起來。然而在實作面，是每個人都可以做到的。在人行道上停在一棵樹前，稍微退後一點來看它。在成百上千的人群中，有人奔跑、大聲交談、打電話或從社群媒體追蹤最新的新聞，而你將了解什麼是活在當下。這棵樹滿足於在當下、保持不變、穩固、平靜且祥和。如同樹的形象，學會不要倉促行事。只需專注在呼吸上，並觀察周遭的環境即可。

不要因為身邊的一切都快速移動，你就以為必須跟隨這種不適合自己的節奏。這棵樹有因為圍繞在它身旁的持續律動而改變位置嗎？從來沒有，但它活的感受可能比我們更強烈！所以向樹木學習，讓自己置於單純的觀察者角度，哪怕只有5分鐘，不要試圖去做什麼，就只是享受這一刻，不要期待任何事情，單純「跟自己在

「一起」。

重新找到當下，就是讓自己有機會脫離多餘的事物，如同所有智者一再強調的，在日常事物中保持一種客觀的理解。

為此，我強調冥想和正念（英文稱為「mindfulness」），以及沉默和放手。這些互補的練習可以讓你學會有意識地集中專注力，而無需評判當下。

▨ 冥想，就是實實在在回到當下

學習回到當下的一種方式是練習冥想。這種存在千年以來的練習匯集了許多不同學派，也引發了諸多討論。冥想對許多人來說似乎很困難，有些人將這個過程比喻成宗教活動，甚至是「魔法」的練習。但事實並非如此，每個人都可以享受冥想的好處，尤其是正念練習。

正念冥想或內觀（梵語vipassana）源自印度，它的意思是：客觀地看待事物，如其所是。

這種形式的冥想被認為是印度最古老的冥想形式，已傳承超過2500年，不僅被視為一種心靈之道，也被視為一種引導到寧靜的生活方式。它是佛教哲學的一部分。

特別感謝細胞遺傳學博士和西藏僧侶馬修‧李卡德（Matthieu

Ricard），他近年來協助進行的研究，讓冥想的好處在現代得到認可，並讓越來越多人運用在生活上。

身為受試者和研究員，李卡德從1999年到2011年間與許多神經科學實驗室以及心理與生命研究所（Mind and Life Institute）[9]合作，實驗主要在測量六種特定的冥想過程中產生大腦的不同變化：正念、開放式覺察冥想、專注於單一點、心理圖像的觀想、沉著冷靜以及結合無私的愛與同情。經過多年研究後，冥想和大腦中增加的伽馬波（γ波）[10]之間的關係已得到證實。也顯示冥想的人會活化大腦裡幾個與同理心、善意和對他人的歸屬感相關的大腦區域（如大腦島葉和前扣帶迴皮質），從而產生正向情緒，而那些與攻擊性相關的大腦區域（如杏仁核）則不活躍[11]。

這就是為什麼要邀請你在森林裡之重新連結的路上，練習與冥想相關的正念。**活在當下也意味著學習欣賞沉默。**

9　該組織於1990年由神經生物學家弗朗西斯科・瓦雷拉（Francisco Varela）和律師亞當・恩格爾（Adam Engle）在達賴喇嘛的支持下創立，目的在促進佛教與科學的交流。

10　伽馬波在神經元與大腦不同區域的交流中有重要的作用。

11　來源：https://www.nouvelobs.com/bien-bien/20150402。OBS6304/matthieu-ricard-meditation-produces-positive-emotions.html。

馴服沉默，活在當下

「知者不言，言者不知」，老子給予沉默一個極高的象徵價值。不幸的是，這句充滿智慧的話每天都在日常生活中得到驗證：在我們這個人人都急著搶先發言的社會，有些人即使要撒謊、扭曲事實或堅定不移地陳述未經證實的事情，也還是要說。然而，正是在沉默中，每個人才能逐漸學會聆聽，聆聽自己、聆聽自己的身體、聆聽他人、聆聽大自然。

這也是佛陀獲得智慧的第一課：「在內心保持沉默和聆聽，聆聽並面對你的內心世界，以達本質之道。」

然而在我們的時代，沉默令人害怕。例如在房間裡安靜個幾分鐘，你很快就會注意到人們露出煩惱的反應或咯咯的嘲笑聲。這種沉默讓許多人感到不舒服。若沉默有助於回歸自我，那也對我們的健康有益。

正是出於這個原因，科學界越來越關注沉默的好處。

沉默的好處

依據2000年發表在國際期刊《心臟》（Heart）上的一項研究顯示，2分鐘的沉默足以緩解身體和大腦的緊張狀態。對於研究人員來說，這種現象是因為血壓和大腦的血液循環變化所造成。此外根據發表在《大腦結構與功能》（Brain Structure and Function）科學期刊上的另一項研究表示，2小時的沉默可以在大腦中產生新的細胞，更準確地說是負責情感和學習的部位：海馬迴。

當所有感官都被各種不同強度的干擾性噪音所包圍時，要讓自己處於一種內在的寂靜狀態並不容易。森林就是個沒有刺耳噪音以感知一切似乎都很和諧的理想環境。對大部分人來說，馴服沉默既是一種需求，也是一種無意識的渴望。

就我個人而言，當我在森林裡冥想時，就好像每次都重新發現自己的身分認同。每次冥想都會視我有能力活在當下與否，來改變我的內在平衡。剛開始最困難的事情，是在不壓抑的情況下平息我的思緒，並在它們出現時毫無偏見地迎接它們。讓它們過去，即使這意味著我必須永遠放掉它們。

▨ 放手以享受當下

在我看來，「放手」是通往當下寧靜之道的一種方式。這個概念經常被提及，卻沒有具體說明來闡述其含義，有過度使用這個詞的風險。

還記得你帶著嚴重的胃灼熱去上班時，你必須壓著胃以免自己痛到大叫？還是白天逐漸出現的胃食道逆流，並在回家後痛到極點？現在試著回想這些疼痛的原因。在這些症狀發生前的幾小時或幾天前，應該經歷了令人難過的傷害言論、侮辱性的手勢或一些無端的行為。回想這些當初造成自己傷害的人，現在再想想，忍受這些痛苦是否真的值得。現在事情過後，他們還值得那麼多關注嗎？我想答案往往是否定的。這是放手的最大好處：不再執著於過去的人或行為，這對你現在一點好處都沒有。

懂得放手，是決定不再將自己定位為受害者，並將過去留給過去。

放手也是接受事物的無常，並決定改變自己的依戀感，以及對失去所愛之人的恐懼。很多時候，這種對某些物品或關係的過度重視會阻礙你享受它們，讓你一想到會失去就感到害怕。

一個簡單的觀想練習將能幫助你擺脫對物品或人的過度依戀。

觀想一下，你自己獨自一人在一個島上，食物僅能果腹，衣服只能蔽體。然後回顧一切你以一種自虐的方式堅持下去，而這給你帶來的情感痛苦多於快樂（一件珍貴的物品、一段浪漫或友好的關係等），然後想像自己解開這種過於牢固的連結，觀察自己在沒有它的情況下會如何發展。

請注意，沒有這些物品一切都很好。察覺到你是同一個人，完整而健康。即使它們消失了，只會暫時擾亂你的生活。意識到自己能夠在沒有這些物品的情況下生活，而你的平衡只取決於你自己。去察覺在對一個人過度占有（因此具有破壞性）的關係下，即使沒有這種占有關係，愛情或友誼仍然存在。

錨定這種斷絕有毒連結帶來輕盈的感覺，現在用平靜、信任和大愛來取而代之。

接受你周遭的一切時時刻刻都在變化，比如你的身體，或大自然會隨著不同因素和季節變化而改變它的樣貌。

　　放手，就是接受沒有什麼是一成不變的，一切都可能隨時消失，甚至連我們本身也是。這種思考方式可以讓你活在當下的幸福中。但請注意，練習放手並不表示什麼都不做！首先需要在當下將事情安排好，接著只要對未來保持信心，而不去擔心未來。

　　若你的意向和計畫從一開始就很明確，那麼你的身體和你發出的振動將完成剩下的事情。憑著我的經驗告訴你，這本書誕生於我在森林中行走的所有過程，希望在我精疲力竭之後重拾、保持並分享生活的能量，也正是經由接受當下的每一刻，解決方法才出現在我面前。

　　放手，是心理也是身體的體驗，所以建議在平衡之道上練習放手，以便從植物的沉浸中回來後，懂得如何在日常生活中使用它。
（參見P. 214）

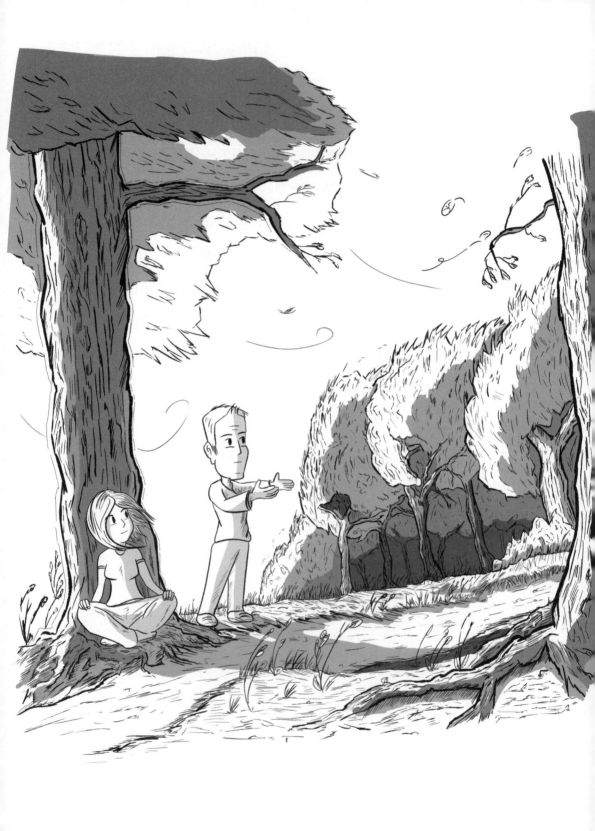

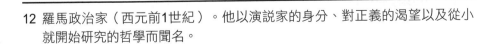

若我們以大自然為嚮導，

將永遠不會迷失方向。

——西塞羅（Cicéron）[12]

---

12 羅馬政治家（西元前1世紀）。他以演説家的身分、對正義的渴望以及從小
　　就開始研究的哲學而聞名。

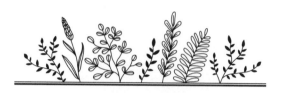

第3章
準備沉浸於植物中

　　「千里之行，始於足下。」老子這句話提醒了我們，對許多人來說，最困難的事情是開始。開始行動，找到建立新儀式的動力並從中發掘樂趣。在此我不會提供這些重新連結與平衡之道的神奇方法，因為這形同欺騙。建議你深入探究自己，並從大自然中幫助自己找到永續生活的平衡。

　　對我來說顯而易見的是，要找到解決辦法就是要往前邁進，採取行動，因為唯有行動能帶動改變。的確，你可以只是去森林，並享受森林療法帶來的好處，這顯然會讓你受益良多。既然已萬事俱備，為什麼不加快你的腳步以獲得更多的平靜，並敢於改變不再適合自己的東西呢？

　　有時候，你可能會發現自己難以進入與大自然和諧共處的狀態，也不想進行內省的練習。

　　在這種情況下，就接受這種處境並根據自己的感受來調整。為了這些狀況，在此提供很多不同的練習選擇，你可以依據季節和當下的心情輪流練習。隨著走向平衡之道的腳步，你將能實現那些最激勵你的部分。

　　最重要的是要從中得到樂趣，目的是建立一個正向的循環，讓這種循環在你返回家後還會繼續與你相隨。

你的信念成為你的思想，
你的思想成為你的話語，
你的話語成為你的行動，
你的行動成為你的習慣，
你的習慣成為你的價值觀，
你的價值觀成為你的命運。

──甘地（Mohandas Karamchand Gandhi）

「意向」的重要性

我們現在專注於確定意向的必要性，以便將我們的思想導向特定的方向並強化其結果。這種意向的概念雖然很重要，但經常被誤解。這是先前提到的思想吸引力法則的基礎，也是你想成功進入任何領域的關鍵之一。

在付諸實踐練習前，建議你先了解隱藏在這種意向概念背後的含義。

▨ 一切都是能量

要理解如何使用意向的力量，需要放下某些信念，並接受我們與這個世界的所有事物一樣，都是由同等的能量和物質構成的這個事實。

身體為了持續運作，我們的心臟首先需要能量來維持體內的血液循環，身體在大腦的驅使下，不斷地在所有器官之間交換訊息。大腦必須透過神經元發送和接收信號，並維護我們的細胞運作，因此光是大腦消耗的能量占了身體總能量的20%。

正如你所理解的，能量就是生命。幾千年來這種能量流過身體的概念已為人所知，並依據不同的國家和傳統而有不同的名稱。

在中國稱「氣」（qi），在日本叫「気」（ki），在印度是「風」（prana），在歐洲則是「生物能量」（bioénergie）。

我沒有忘記宇宙大地能量對我們身體的影響，即使這些影響取決於每個人的敏感度差異而有所不同。了解這些前提後，建議你開始啟動內在意向和外在意向的力量。

內在意向

我們現在知道，身心相繫是我們身體和心理平衡的關鍵。

為了健康，生命能量必須透過身體通道（經絡）在我們體內循環，它以流動的方式將所有器官連結在一起。有時候，內部失衡最常見的原因是壓力，導致在我們體內部分器官的訊息無法流通，從而形成一種「能量結」，顯現在身體上的，就是發炎或各種疼痛。恢復平衡的解決方式之一，是找到一種方法使這種能量再次正常運行並清除這些阻塞。

透過集中所有的注意力在身體的特定部位，可以讓訊息在該部位再次循環，並慢慢阻斷已形成的能量結。在身體層面上，我們可以說是意向給了訊息一個明確的方向，讓心靈透過電子信號將訊息傳遞給你的身體。

美國布朗大學研究員凱瑟琳‧克爾（Catherine Kerr）也表示，專注於身體的一部分會改變從丘腦（傳遞身體感覺的大腦主要結構）發送到體覺皮質區（感覺的發源地）的訊息。這就顯示我們可以完全意識到身體的一部分，並緩解那個疼痛感。這也意味著透過明確的意向給予方向，便能引起重大的變化，讓身體的每個部位都投射到體覺皮質區。

這個神經學的發現使我們能夠更了解意向對健康的影響。事實上，藉由將意向導向一個器官，你可以給它更多的能量，或舒緩這個部位以重拾內在平衡，進而再次平衡你的生命能量。這也是某些氣功招式的目標之一，就像我在亞洲每天練習的氣功──五禽戲。

這種有意向的練習方式其基本概念是：讓身體放鬆，將注意力集中在特定點上，而沒有任何其他想法會打斷這個過程。

你的身體和心靈都需要全然活在當下。心靈創造意向，意向創造思想，而思想本身則成為了現實。儘管這條途徑不會取代現代醫學，但它是傳統中醫的關鍵，也是現代醫學的寶貴盟友。

我們可以這樣總結：意向的品質決定了我們對內在和外在世界的行為品質。

░░ 外在意向

這種能量使我們的身體充滿活力，也支配我們與社會和周遭世界的關係。我們都會散發所謂的「波」，這會吸引某些人並排斥其他人。

這些振動是許多因素造成的結果，它源自你的童年、身邊的人、你被灌輸的信念，以及你所受的傷和獲得的喜悅。

我們可以說，意向是為了觸發之前已提過的吸引力法則。

有時我們會覺得一切都不對勁，生命不公平，運氣不站在我們這邊。依我來看，達賴喇嘛對於「厄運」所做的總結，完全一語道破：「沒有壞星星，只有看不懂天空的人。」在我看來，一貫找藉口的人常以運氣不好來解釋困難或命運的變化，其實他就是一個習慣隨波逐流，從不花時間去設定路線和人生方向並堅持下去的人。

船不掌舵是很容易漂泊的，人生也一樣。若沒有設定一個特定的意向以引導注意力朝這個特定的道路發展，最終可能會到達一個自己並不想去的地方。這麼做的風險就是將自己放在受害者的位置，而不接受要對這種偏離結果負責，以及重新專注於適合自己的方向。我們無法靠著單打獨鬥來改變我們社會上發生的種種變化，但要為自己如何受到社會影響而負責。

　　根據2005年發表在《一般心理學評論》季刊（Review of General Psychology）[13]上的一項研究顯示，只有40%的幸福取決於我們，其餘則受到遺傳和我們的生活條件影響，我們也可以嘗試改善生活條件。重要的是要明白意向的練習並不是什麼神奇魔法，而是需要時間、專注力和訓練，更重要的是確定你意向的具體內容。

　　在大自然中練習能幫助我們更容易集中注意力在特定的點上，而不會被一堆細節分散注意力。我也注意到大自然的展現程度會根據我們的初衷，會因我們與植物世界相遇的方式而有所不同。

　　一千個相同的念頭創造出一條新的神經通路並開啟成功之道，而一千個不同的念頭只會干擾主要訊息並加劇混亂程度。

　　我知道邀請大家進入森林，要你們運用意向又同時請你們放下，把握當下而不問自己問題，這似乎是矛盾的。然而，事實並非如此，意向會讓你的精神專注於一個特定的目標，而不會讓自己被其他想法干擾而分心。一旦在腦海中成形，就必須讓自己抽離出來，讓結果具體實現。

　　意向不應只是成為一種執念，而應該擔當引發行動的角色。

---

13 索妮亞・柳波莫斯基（Sonja Lyubomirsky），加州大學河濱分校。肯農・謝爾登（Kennon M. Sheldon），密蘇里州哥倫比亞市密蘇里大學。大衛・舒卡德（David Schkade），加州大學聖地亞哥分校。

感知隱藏在大自然的象徵意義

　　我常說森林是「天生的教練」，因為它為你的每一步都提供了元素，由於它們的象徵意義，這些元素可以讓你鍛鍊自己個性的一部分或設定意向。藉由學習識別這些元素，將變成有利於跟自己連結的立足點。

　　沿途留意大自然背後的象徵意義會更有效率，並能提升了解大自然益處的另一種方式。在閱讀這些文字前，也許這主題與你主要的關注點相去甚遠，你也從未想過對象徵意義感興趣。然而，這對你的幫助是真實的，因為我們每天身處在象徵意義裡，這多少對我們的思想和行為產生有意識的影響。

　　象徵物可以讓我們更容易進入潛意識，這也是催眠引導幾乎完全仰賴象徵物的原因。從象徵意義的角度來領略森林，可以讓人持續改變感知森林的方式，並讓自己以一個合宜的心態來接近它。

　　在象徵意義中，樹是天與地的具體連結，由於它垂直生長，而其根部似乎在地面尋找世界的起源。從某種意義上來說是，樹是四大元素的結合，它可以維持火勢，漂浮在水面上，鞏固土壤以及淨化空氣。植物的生長是綜合式的：一棵樹長得越大，它的根和枝幹越能形成多種可能性，因為它們可以採用的不確定方向越多，未定

數就越高。而我們的思考方式就像植物一樣。

　　樹始終與生命和重生連結在一起，無論我們的信仰為何，樹至今仍是一種接近神聖事物的方式。這是一個無可爭議的共同基礎。

　　幾千年來，樹的象徵意義在世界各地的傳統文化中無處不在。亞里斯多德的弟子泰奧弗拉斯托斯（Théophraste）在西元前4世紀寫下第一篇關於植物的論文，為植物學奠定了基礎。

　　在古代，樹木供奉不同的神。例如，絲柏獻給冥王星（Pluton）、松樹獻給女神希栢利（Cybèle）、橄欖樹獻給雅典娜（Athéna）、橡樹獻給木星（Jupiter）。此外在荷馬作品中所有的儀式都提到雪松，因它可以讓宴會廳更明亮並有防腐作用。橡樹也有神聖的意義，在與大自然有關的某些傳統中至今仍然存在，例如德魯伊教。尤其要感謝藉由風在樹葉中的氣息來解讀的占卜儀式，或用德魯伊人以金色鐮刀收割的槲寄生來占卜。至於法國國王路易九世（聖路易斯）則是在橡樹的樹蔭下進行審判。

雄偉之樹象徵長壽和力量

　　在法國有許多雄偉的樹，這些樹木令人敬畏，值得一遊，例如諾曼地的阿盧維爾橡樹（估計樹齡約1200歲），或羅克布呂訥-

卡普馬丹（Roquebrune-Cap-Martin）法國濱海阿爾卑斯省（Alpes-Maritimes）的橄欖樹，其直徑達20公尺，樹齡超過2000歲。

在印度，位於釋迦牟尼成佛的比哈爾邦（l'État de Bihar）的「孟加拉榕樹」（ficus Benghalensis）已成為聖樹和朝聖之地。

在日本，像富士山一樣，有些樹如同「繩文杉」（Jomon Sugi）[14]一樣神聖，它被認為是日本最古老的樹。

在印尼的蘇門答臘，來自榕屬家族的「哈里亞拉樹」（Hariara），被認為是「靈魂之樹」，並在建村的決策過程中發揮重要的作用。

在台灣的阿里山原始森林裡，有千歲以上和近30公尺高的扁柏[15]，它們保護世界上最古老的五棵樹之一，儘管在滂沱大雨後倒塌，這棵樹仍然被視為神聖的存在。

雄偉之樹的清單多不勝數，都可以寫成一整本書了！因為無論在哪種文化或哪個大洲，樹木都受到尊敬，而且一直都是智慧和正義的源泉。

---

14 這是最古老的日本柳杉（Cryptomeria japonica）標本，位於屋久島（Yakushima），於1993年被聯合國教科文組織列為世界遺產。然而對於它的樹齡，專家們尚未有共識，因為估計範圍介於2170至7200歲。

15 這種針葉樹也叫日本扁柏。

樹象徵生命，在所有神聖的經文裡也有舉足輕重的地位。

聖經中提到22種樹；在古蘭經中，有些經文認為柴火是一種神聖的貢獻，在印度教的創始文本[16]中，榕樹代表至高無上的知識之樹；在佛教中，許多樹木或樹林標誌著佛陀的一生[17]；在中國傳統中，無論在藝術領域還是在主流思潮中，樹無處不在。

最後，我們在希伯來傳統中找到了生命之樹的概念，在伊斯蘭的蘇非傳統中發現宇宙之樹的概念。

別忘了北歐神話中的聖樹——「世界之樹」（Yggdrasil），它的根深入地下，枝幹伸向天空，象徵宇宙和微觀世界。還有凱爾特文化對樹的重視，認為有幾種樹是神聖的：橡樹、樺樹、柳樹、歐洲冬青、榛果樹、赤揚木、蘋果樹或紅豆杉。

從孩童時代開始，由於許多讚美樹木和森林的故事，讓我們的想像力得以發揮，這些故事以其神聖甚至是魔法的力量喚起人們的恐懼和迷戀，如今，電影仍然忠實於這些表現形式，無論是《哈利波特》的打人柳，《魔戒》三部曲的和平捍衛者或《阿凡達》的聲音之樹。

眾所周知，樹木自古以來就一直吸引人並伴隨著人類，成為人

16　由18章組成，《薄伽梵歌》（Bhagavad-Gita）是印度教的基本著作之一。

17　《佛陀行讚》（Buddha-Charita）是第一部完整的佛陀傳記，約西元150年。

類生活和信仰中不可或缺的一部分，而大多環繞在與神性的連結。

在我帶領的一次重新連結之道的活動中，記得有位在熱帶雨林的參與者告訴我，她在如此壯觀的景色前感覺似乎接觸到了神聖，並補充說：「我不知道還有什麼更令人驚奇的，與這些樹接觸讓我感覺更年輕，或者只要觸摸它們，就能和它們一樣長壽的感覺。」

無論信仰或社會地位的差異，森林給予我們的是一種共同幸福感。這是一種與更宏偉的事物相遇的感受，它超越我們卻不會壓垮我們，若懂得聆聽它，就會讓我們成長。

幾千年來人類一直試圖取得這種永恆的概念，但卻徒勞無功，而位於北美植物界的刺果松似乎使永恆成為事實。我們發現近5000歲的標本完好保有它的維管組織，這就意味著在沒有人為介入的情況下，或者沒有閃電等自然元素發生，這些樹並不會自己倒下[18]。這是另一個謎，加入我們對植物世界迷人的疑問中，那裡仍然有許多問題等待釐清。

在2020年近乎全球封城後，在此期間大自然又可以「呼吸」了，並還給我們平常被汙染遮蔽的美麗風景。今天我們有責任重塑自己與大自然的關係，並想像一個更公平的共存方式。

---

18 資料來源：《麻省理工科技評論》（MIT Technology Review）。

台灣的珍貴林木

　　台灣是世界上少數的熱帶群山島嶼之一，無論是動物群還是植物群以及海拔超過3000公尺的山峰，甚至玉山海拔高達3952公尺，都是生物多樣性的寶庫。這樣的地形讓台灣擁有五個主要的森林區：海濱樹林和紅樹林、蘭嶼和綠島的熱帶雨林、熱帶山地雨林、亞熱帶山地森林，以及高山針葉林。從一個區域到另一個區域，可以欣賞到包括雪松、橡樹、楓樹、榆樹、台灣扁柏和台灣紅檜、松樹和冷杉等，還有別忘了容易與周圍樹木混淆的巨大樹蕨。

　　由於1990年開始禁止砍伐古老的樹木，因此島上仍保有許多千年古樹和引人注目的樹木，例如「昆欄樹」（Trochodendron aralioides），這種樹是東亞（包括台灣、日本和琉球群島以及南韓）的特有植物。它的名字來自於它葉子和雄蕊形狀如車輪的輻條。

　　在滿布茂密森林的山區裡，可以發現並驚嘆於三種巨木：

- 台灣紅檜，可以高達60公尺，樹幹直徑超過6公尺。被稱為「神之樹」的台灣紅檜在台灣是特有的：可以在海拔1800至2500公尺處看到它。

- 台灣杉，是唯一以島名命名的植物，可以長到90至100公尺，因此被稱為「撞到月亮的樹」。這種生活在地球超過1

億年的真正活化石，也是亞洲最高的植物品種之一。

· 玉山圓柏，可以高達35公尺以上，樹幹呈波浪狀生長，為遊客提供了令人驚嘆的自然雕塑景觀，激發了許多畫家的靈感。可以在海拔3200至3990公尺處的高山看到這種樹，它可以追溯到大約240萬年前的冰河時代。

作為生物多樣性和我所稱之為「綠色魔法」的保證，這些巨大的樹木是真正的世界級寶藏。

我並邀請大家參觀位於台北植物園內的植物標本館，該館建於1924年。它被認為是島上森林和植物資源研究的發源地，對你的植物探索會有很大的幫助：在這個植物園裡，可以在竹子小道中練習「重新連結之道」。

運用大自然的象徵意義，意味著接受改變觀點，並允許自己去想像，在一塊簡單的石頭背後，可能有一種來自地球的真正力量，你可以在身體裡面本能地感受到，並在腦海裡解讀這股力量。

至於幾個世紀以來一直試圖與大自然交流以尋求智慧的那些聖人、煉金術士、薩滿巫師、哲學家或單純的行者們，大自然在每個步伐都提供了開啟通向宇宙知識之門的可能性，並讓人們重新獲得驚奇的力量。

如何善用大自然的其他元素

在行走的路上，眼睛會不自覺被樹木以外的其他自然界元素所吸引，例如岩石、台階、河流等，請你偶爾停在其中一個大自然元素的旁邊。在鍛鍊過五感之後，你將對周遭環境的所有細節更加敏感。這就是為什麼，為了在行走過程加深你的放鬆、你的感受或你的思考，建議你運用這些自然界元素的基本意義（最常見的）。此外，不要猶豫讓你的想像力和直覺盡情發揮。要相信你的感知力。

無論你的想像力如何，這些自然元素都會在你腦海中引起共鳴，因為這些元素都是根植在我們大腦中的原型。它們來自我們集體無意識的通用符號。雖然我們常常壓抑這些符號，但它們卻主宰我們的本能反應。所以建議你開始重新啟動這些符號，學習將你在森林裡的健行和步行變成與你的想像力重新連結的道路。

當你與這些元素接觸時，請善用五感，將注意力集中在稍早說明的意向上面。

可以將每個意向轉化成用自己的話寫成的咒語，並在各種建議的練習中使用。

岩石

　　岩石是力量、堅定不移和肯定的象徵；既是療癒，也是靈性的
希望之源泉。許多聖地都建在倒塌的巨石墓或立石遺址上，聖米
歇爾山修道院（l'abbaye du Mont-Saint-Michel）就是法國最著名的
例子之一。更不用說著名的宇宙地球能量之景點，例如：卡爾納
克（Carnac）路線的巨石林、索盧特山（Mont de Solutré）巨石或
埃羅省（Hérault）密涅瓦（Minerve）的巨石墓等。這些地方釋放
出的能量，顯示我們祖先對這些地方的重視。無論是澳洲的烏魯魯
山（Uluru），中東的西奈山，坦尚尼亞的吉力馬札羅山，日本的
富士山或來自蒙古的聖山希利特烏蘭（Shireet Ulaan）。在世界各
地，到處都能找到聖山、丘陵或聖石的例子。

　　因此建議你去觸摸在途中遇到的岩石，努力增強自己的力量並
尋求內在資源。

　❖ 意向：

　　1. 找到解決問題所需的力量。

　　2. 意識到你的資源和能力。

░ 水體

生命、純潔以及淨化的象徵，水在普遍的入門儀式中（無論是飲用還是噴灑）象徵從一種狀態過渡到另一種狀態，舉世皆然。

藉由水的透明性，它有賦予生命的力量，如果是青春的源泉，甚至可以賦予不朽的力量。水體會讓我們進入沉思和冥想，這就是為什麼我建議你在接近它時，可以冥想我們活著的特權。

♣ **意向：**

1. 表達對活著的感恩之情。
2. 冥想當下的寧靜。

░ 瀑布

若我們停留在同一個元素，也就是水，建議你區分一下平靜的湖泊或河流、瀑布或湍急的溪流。只需觀察一下瀑布散發出來的生命力，就能明白它潛意識的象徵意義並不一樣。這是生命以及世事無常的問題。

的確，沒有什麼能阻止瀑布的水從岩石傾瀉流下。每一秒它都在改變自己的樣貌，它總是不停地流動而無需擔心自己留下什麼。它不僅是生命的泉源，它就是生命。它改變並希望有一個更美好的

未來，若有必要，也能在最密集的植被中鑿通一條道路，並帶走一切。它是流動性和活力的象徵。可藉由它來冥想生命能量或放手的觀念。

🍀 **意向：**

1. 意識到在我們體內循環的生命能量沒有阻塞（若有必要，識別這個能量阻塞，並處理它）。
2. 意識到世事無常，並練習放下。

交叉路口或十字路口

做決策和交叉路口的象徵意義，它們喚起選擇，也因此喚起放棄。這意味著無論結果如何，我們都要為這個選擇負責。這是一個能讓人反思和退一步想想的地方。也讓我們反思人類的處境，由陰影和光線形塑，而且是多面向的。平衡既不在白色中，也不在黑色中，而是在兩者之間。在接受我們的懷疑和陰影的同時轉向好的一面。在所有傳統中，它代表停下來找出什麼適合我們，希望生活朝哪個方向前進，定義我們的目標，確定什麼對我們有意義，而最重要的是在選擇這條路而不是另一條時，我們應該放下。

若你選擇不認識的路，這也是走向未知之途。這是一種處理恐懼（四種基本情緒之一）的方法。選擇也是學習相信自己，請記

住，沒有人比你更了解什麼對自己有益。在此，你可以冥想接受的力量和自我選擇的能力。

❧ **意向：**

　　1. 展現遠見和自信，以克服恐懼並懂得如何選擇。

　　2. 學會有意識地說不。

　　3. 冥想接受的力量。

⧚ 台階

　　在所有最偉大的文明中，寺廟總是設有台階以通往最神聖之地，這是邁向知識和天堂的象徵。不管路途中有沒有台階，你可能想要在一條跌宕起伏的健行路上應用這些象徵性的腳步。

　　重要的是要保持非常緩慢的步伐並意識到每一步。象徵性地，當下坡時就想像自己進入內在的自我。利用這次下坡的路程，重新與你的核心價值觀和你最深切的渴望建立連結。相反地，在爬坡的過程中，請觀想生命中所有你從困境中逐漸走上來的階段。它是升天和提升的象徵。意識到光總是在路的盡頭，即使某些時段是痛苦的（正如你的肌肉當時提醒你的那樣），並對這個觀念進行冥想。

❖ **下坡的意向：**

與你的內心世界和基本價值觀重新連結。

❖ **上坡的意向：**

重新連結你的樂觀心態，以克服困難。

⧄ 城市全景

在路程的起點和終點，出現在眼前的景色尤為重要。一開始，這些景色會幫助你面對它，確實關掉手機，然後轉身離開，把壓力和喧囂拋在身後。面對這樣的景色，也可以開始你壓力的釋放練習，目的是與壓力和喧囂保持距離。

在返回的路上，這種景色也可以伴隨你重新連結網路和城市生活。意識到自己更放鬆地返回日常生活，並決心將路途中所理解的身心知識應用在生活中。

❖ **出發時的意向：**

有意識地改變觀念，選擇放慢節奏。

❖ **返回時的意向：**

將所有覺察付諸實踐。

░ 太陽、月亮

象徵意義上，太陽代表主動的原則、白天、陽和熱。至於月亮則象徵被動的原則、夜晚、陰和潮濕的一面。這兩個星體相輔相成，在我們生活中無處不在。

太陽代表生命、新生和歲月的力量，而月亮則喚起休息和智慧；這兩個軸心對我們的平衡很重要。

因此，太陽讓位給月亮，然後月亮又讓位給太陽……這種無盡的循環可以幫助你體認到，希望總是在黑暗過後重現，而更艱難的時期也是生活的一部分。

若你一大早去森林，就利用日出的能量和朝露的淨化能力，若是旁晚去的話，可以感受大氣層逐漸變化，彷彿在向你發出信號，是時候讓大自然重生了。

✤ 意向：

意識到一切都是一種循環，光明總是在黑暗之後回歸。

再次強調，這個想法是為了取悅自己。因此，聆聽你對自然界元素的感受，它可能會與你產生不同的共鳴，並賦予不同的意義。

請盡可能常常鍛鍊以下練習，以持續增廣你對大自然的感知。

對於每種你遇到的自然元素，賦予它們各自的重要性，再對此冥想。

首先，將手放在它上面，在不抱任何期待下看看會發生什麼，只要注意你的身體感受。

接著在第二回合，喚起與這些元素各自連結的所有回憶或愉快的感覺，時間依你的需要而定。花時間去融入這些正向的感受。

然後，在再次練習前，你可以回答以下三個問題：

· 對我來說，這個元素代表什麼？
· 從它的角度來看，我自己的象徵意義是什麼？
· 我可以和它交換什麼（能量、平靜、當下的時刻等）來讓自己感覺好一點？

在兩次行走之間，
如何保持與大自然和諧共處？

理想的做法是每天抽出一次時間與大自然接觸——哪怕只有5分鐘，都能讓人在早上精力充沛，而在晚上則釋放緊張。

為了幫助自己將這些時間融入日常生活中，你可以借助儀式的力量。儀式對於逐步改變你的習慣是非常重要的，因為自願改變是需要時間、慢慢進行的。

若無法每天去森林，你可以找時間去公園或接近一棵樹，或如果你有花園、露台或陽臺的話，可以在家裡進行。

以下有一些簡單但有效的好點子，可幫助你在下次沉浸於森林前的空檔期間與大自然保持接觸。

▨ 日常小訣竅

- 由於大腦偏好自然採光，在此建議別使用不透光的窗簾，盡可能讓最多的光線照進家裡以及工作場所。
- 建議按照季節的節奏生活，盡可能與太陽的運行同步。
- 儘管不需要過度裝飾成俗氣的「禪風」小噴泉，但水的聲音的確能讓人放鬆並引發靈感：整理你的室內空間，以盡可能多聽

到這種自然的聲音。在聽的時候閉上眼睛能幫助深化你的觀想。

- 色彩療法對心理的影響現已得到證實。幾世紀以來，印度和中國醫學都使用顏色來療癒，它和身體內部或外部能量中心，以及七個主要脈輪密不可分。在生理學上，顏色是一種波，在被視覺截獲後，由眼睛分析並解釋為電子訊號，再由視神經將訊號傳輸到大腦，大腦分析它們為令人愉快或放鬆的訊息。

  所以在臥室和辦公室可以優先選擇綠色。因為綠色被大腦解讀為穩定、溫和和舒適，而這又是森林本身就有的優勢。

  藍色，是和平與寧靜的象徵，特別有助於緩解焦慮。

  至於黃色，它會給內心帶來一點好心情，並對大腦產生正向影響。然而，就黃色對神經系統的激勵特性而言，適度使用即可。同樣的建議適用於紅色，因為大腦很快會將它連結到痛苦和憤怒。

- 在每次進入森林前的空檔期間，保持每天與植物界的視覺接觸是很重要的。

  若家中還沒有自然景觀，請考慮在家中和工作場所種植物，並每天花時間照顧它們。即使剛開始像是一件「苦差事」，但你會逐漸養成對自己有益的習慣。

░ 建立綠色儀式

我經常處理一些個案，他們抱怨回到家後無法拋開職場上的憂慮。劃清私領域和工作的界線是必要的，這樣能照顧好你的情緒平衡，進而更能管理自己的壓力。

建議你養成一個日常儀式，以更容易從工作轉換到私領域。為此，請建立一些每天回家可以一再練習的動作。再強調一下，重複練習是成功的祕訣。

例如，可以在回家時問候一下在家裡的人，然後給自己5至10分鐘的時間來照顧植物。幫它們澆澆水或給它們換盆，翻攪泥土，把今天的煩惱告訴它們，把手放入泥土裡或觸摸泥土，以釋放在辦公室累積的緊張情緒。也可以練習一種在先前路程中完成的釋放緊張練習，同時記住這個感受。

這種「綠色儀式」能讓你與大自然保持連結，讓你從身體和心理的緊張中解脫，並防止這些緊張情緒進到家裡而無計可施。

為了延續你的重新連結之道的收穫，可以帶一些你有感覺的自然元素回家，以幫助自己與大自然連結，但前提是你必須始終尊重森林裡的生物。

運用兩步之間的觀想

建議你運用大腦的能力來觀想和重溫過去的時刻（P.175），以持續每天感受大自然的好處。目的是喚起你在森林中經歷的正面感受。可以錄音保存（或請朋友錄音）這些內容，在每個句子之間留足夠的停頓時間，以便慢慢好好地觀想。

舒適地坐著，閉上眼睛，深呼吸3次，感覺全身放鬆。

一旦放鬆了，想像一下你最後一次在森林裡。讓回憶重現你曾經走過的路線。讓回憶自然而然湧現。

感受這回憶所產生的愉悅，並全然意識到這種身心的感受。

讓沉浸在森林和大自然中的所有細節浮現出來。將注意力相繼轉移到樹葉和樹木的顏色、你踩在地上的腳步聲、鳥的歌聲、聞到的氣味以及想起風或陽光照在臉上的感覺。

然後回想一下自己在返回路上的想法和感受、你培養的能力以及做的任何決定。你在日常生活中實踐它們的方式以及它們給你帶來的幸福感受。

若還沒有將所有的決定付諸實踐，請善待自己。

意識到自己的進步，儘管它是多麼微不足道。

意識到這段回憶產生的所有正向積極的感覺以及它們在你身上扎根。

慢慢重新回到你所處的房間。

動動你的手，再晃晃頭，當你覺得準備好了，就睜開眼睛。

藉由定期練習這種觀想，可以延續在森林漫步的好處，並提升你的動力以找時間重回森林。

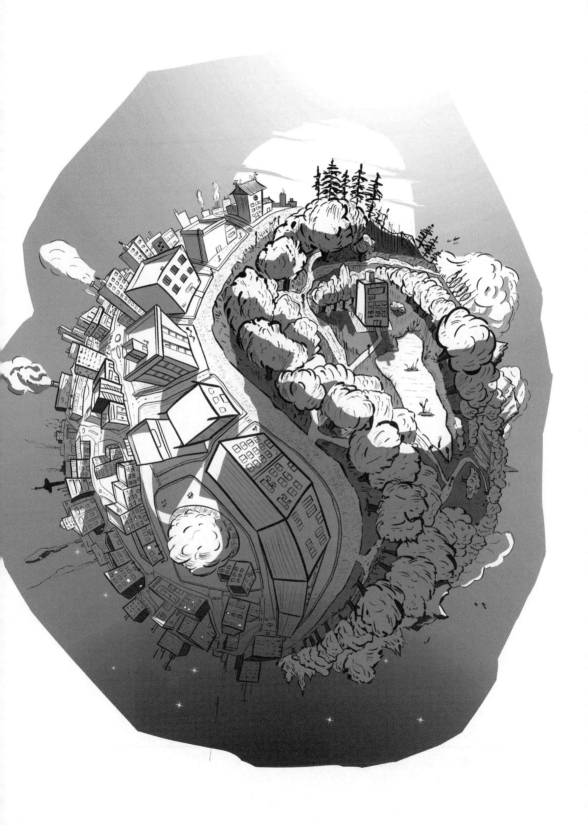

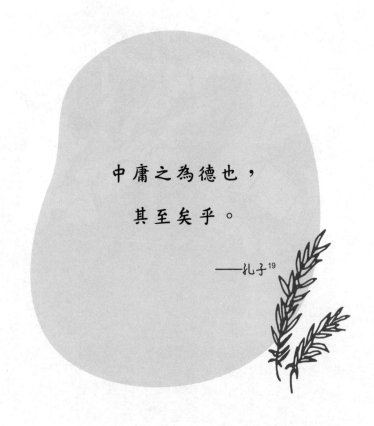

中庸之為德也，

其至矣乎。

——孔子[19]

Part 2

將森林裡的行走
轉為重新連結之道

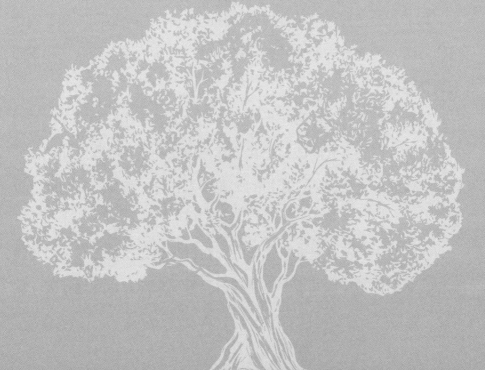

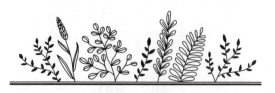

第4章
如何隨著四季泰然行走

學習放慢腳步

　　為了全然把握這種沉浸在森林裡的機會，你可以同時練習我建議的方法。最重要的是要聆聽身體的聲音，並依據身體狀況和季節來調整路線。

　　這既不是要打破紀錄，也不是要功成名就，相反的是要學習慢下來。你步行的方式將成為你在森林裡經歷的活動強度之節拍器。你的步伐應該是規律的、緩慢的，並帶入正念，讓身心有時間得以融入。

　　在路程中的呼吸是非常重要的。在行走和每次練習時，請將吸氣和吐氣與你的步伐同步，這能讓自己慢下來而有意識地呼吸。現

今越來越多人忘了要慢下來和呼吸，然而呼吸是恢復身心平衡的關鍵要素。在路程中要多多呼吸，且最重要的是始終要**意識到呼吸**。

步行本身對每個人而言都是一項有益健康的活動，而且它沒有禁忌症：可以增強心臟功能、促進消化和血液循環，更不用說對大腦的許多助益。

在練習期間，一開始你可能想在已熟悉的小徑上加快步伐，尤其是當你在路上被其他步行者或在練習北歐式健走的人超越，導致你遠遠落後，此時我們在社會中的競爭心態可能會占上風。

在這種情況下，請將注意力重新聚焦在這次行走的目標和方向上。專注於自己的動機，提醒自己是來學習如何慢下來，回歸基本，同時享受大自然的恩惠。

為了幫助你專注，請將注意力放在自己的身體和每個步伐，以及與地面的接觸上。專注於你的平衡，並對自己保持覺知。這樣你會很容易回到當下，把任何關於表現的觀念從腦海中趕走，並找到合宜的心態，按照自己的節奏繼續步行。

做好行走的準備，也是為了理解這在經濟意義上是沒有任何收穫的。重要的不是抵達某個地方，而是活在當下，從容不迫地全然經歷這些道路所有的過程。

2020年全球許多國家歷經了因Covid-19疫情導致的第一次大規

模封城，大家此刻才認知到，要慢下來和打破我們社會賦予我們的節奏是多麼困難啊！總是感到忙碌已成為許多人的生活方式，慢下來需要接受自己走出舒適圈。事實上，對許多人來說，表現得總是很忙和一心多用來提高生產力，是向社會證明自己是「有用」的一種方式。慢下來通常與害怕無聊、害怕面對自己或害怕別人的眼光有關。

每當你想加快步行速度或加速練習時，建議你覆誦道元大師的這句話[20]，以意識到慢慢來的重要性：「**若此時此地你找不到平靜，將在何時何地找到它？**」

放慢腳步就是回歸基本，專注於對你有意義的事物，並將所有耗時且不必要的行動拋在腦後。正如我先前所說，學習區分重要和緊急的事，並從他人的視線解脫出來。

大自然的優點是它不會評判你，不會責備你，也絕不嫉妒你。它接受你本來的樣貌，反而能幫助你如實面對自己。因此，就像周圍樹木一樣，你將學習「存在」而非「表現」。

---

20 道元大師被認為是日本佛教最偉大的思想家和大師之一。他在自己的國家創立了禪宗曹洞宗。

防患未然

　　依據你選擇練習這些步行的地點，做好充分準備也很重要。當然，人們在法國西南部的松樹林裡、布羅塞利揚德（Brocéliande）的橡樹下，或在熱帶雨林中坐下的方式都各不相同。大自然帶來的危險也不一樣。

　　我們在本書第一部已討論過：森林已形成一種訊息網路和面臨危險時的防禦工具。因此，重要的是要記住，森林並不會「守候」我們。森林的主要功能不是「幫助」我們，它的優點源於其自身的本質。

　　就像人類對森林而言可能代表一種危險，森林在某些情況下也可能對我們構成危險。懂得與大自然和諧共處，也包括透過評估可能的風險來了解森林。提前規劃將使人無論身在何處都能安然享受這些路程和森林。

- 避免在蜱蟲高峰期（法國通常是3月至10月）時赤腳練習，並在第一次探索新步道時，最好選擇穿全包鞋，好好保護腳踝。
- 若已熟悉要去的森林，請依據自己可能的過敏狀況或其他健康問題來選擇你的路徑。
- 在未先確認樹林沒有被可能具有刺激性的苔蘚覆蓋前，請避免

皮膚長時間接觸闊葉樹和針葉樹。

請注意，例如歐洲角樹或橡樹的樹皮可能藏有一種讓人非常癢的苔蘚，稱為耳葉苔（Frullania），而且橡樹樹幹上的某些地衣會產生致敏的酸。

在松樹林裡，注意那些一隻跟著一隻、列隊爬行的毛毛蟲，當牠們感到威脅時，會釋放出引起刺痛的毛髮，這些毛髮可能黏在你的皮膚上，滲入眼睛或進入呼吸道。

・若你選擇坐在岩石上，要避免有可能引起刺痛的苔蘚。如不確定的話，最好選擇站立練習，或隨身攜帶輕便實用的充氣墊，如此一來即使在潮濕或多岩石的路上都可以安心盤坐。

・若旅行期間在熱帶雨林中練習這些重新連結之道，視國家而定，請了解你可能在途中會遇到的有毒動物。

・慢慢重新發現森林並馴服它，就像在安東尼・聖修伯里的書中，小王子和狐狸彼此馴化成為朋友一樣：「要很有耐心，狐狸回答。首先，坐在草地上離我稍遠的地方，就像現在這樣，我會用眼角餘光看看你，你什麼都不用說。語言是誤會的來源。但是每一天，你都可以坐得更靠近我一點點⋯⋯」[21]

---

21 摘自安東尼・聖修伯里（Antoine de Saint-Exupéry）的《小王子》一書。

寫下你的感受

建議你隨身攜帶小筆記本，如此一來可以寫下自己的問題，聚焦在特定的主題或描述練習後的感受。這也會成為你進步的見證。

為了有效實踐本書中的練習，邀請你閱讀觀想的內容（可以預先錄製），最重要的是在練習之前充分理解練習的機制。

當然，這本書可以幫助你，但若你已熟記動作的意向和順序，一旦進入森林就怡然自得了。在實際練習時，可以在休息時間翻書複習一下練習的步驟，畢竟這也是本書的意義──懂得如何重拾從容不迫的樂趣。

視天氣狀況和季節也需要做一些調整，所以要相信你的感覺，聽從你身體的聲音。

如何與你的孩子練習重新連結之道

雖然我邀請你獨自進行這段旅程，以便能夠完全面對自己並進行有效的反思練習，但實際情況是你可能必須把孩子帶在身邊，或你可能只是單純想帶他們一起享受大自然的美好。

沉浸在森林裡對孩子的好處確實很多。偶爾在森林裡行走可以

讓孩子習慣各種環境，並培養在身體、認知和情緒層面的適應能力。在本書開頭已提過，給你留下深刻印象的童年記憶或樹木的回憶。若你讓孩子自由發展，他會不假思索選擇一棵樹，把它當一個可以怡然自得的地方，這棵樹將永遠銘刻在他的記憶中，而孩子在有生之年都得以受益於它。這種對所有自然界元素的先天驅動力，透過激勵孩子所有的感官，進而對大腦產生正向積極的影響，因而讓他們保持心理平衡。這對孩子的注意力、專注力和記憶力的影響是實實在在的，孩子也能藉由自己親身體驗未知的空間來學習獨立自主。

因此給你一些建議，以使這種森林的沉浸更有收穫。

首先，無論孩子的年齡大小，記得帶點東西充飢，攜帶衣物及雨具預防突如其來的天氣變化，最重要的是要跟隨孩子的節奏，而非將自己的節奏強加於他。為此，建議你縮短重新連結之道的路程，並保持6個步驟的順序。

孩子比成人多一個優勢，就是仍懂得如何用驚奇的眼光看待周遭的環境，而不是試圖分析他所感受的一切。這種能力是一種力量，更能實踐某些練習，建議你依據孩子的年齡進行調整，讓路程更好玩。

3～7歲，孩子處於情緒化、認同和模仿父母的階段，特別重

要的是父母在植物世界中以身作則，進行大自然的探索活動，並參
與在森林中孩子所發現的一切「問答」遊戲。

　　若你能根據情況調整適合你孩子的練習，建議你特別專注在**與
身體和五感相關的練習**，例如：

- 腹式呼吸，將肚子比喻成孩子最喜歡的顏色之氣球，它需要吹
  氣膨脹和放氣縮小（P.158）。

- 充滿能量的呼吸，若一個孩子很快就累，呼吸會讓他迅速恢復
  體力。讓他想像將地球中心的火帶入身體（P.208）。

- 五感，特別是觸覺（P.162）。

- 安全場所的錨定，在害怕返回城市環境的情況下安撫自己。一
  旦看到孩子特別喜愛某棵樹或森林裡的某個地方，就引導他做
  錨定，即使這個地方對你而言並不討喜。實際上，小孩觀看大
  自然的方式與成人不同（P.187）。

- 「風中的葉子」練習：先觀察一片樹葉在風中飄向四面八方
  的樣子，再請孩子模仿。也可以運用小戲偶的圖像來練習
  （P.206）。

- 樹的練習，讓孩子以有趣的方式來意識自己的感受。請他想像
  自己是一棵樹，感受所有在樹內心發生的一切：汁液的流動、
  樹的心跳、樹枝的律動、有根的感覺等。練習2至3分鐘，可以

幫助孩子了解自己身體的各個部位（P.226）。

7～14歲，成長中的孩子，則著重在學習而非情緒。因此，給他更多的自由和自主權來進行這些練習。當今，長時間使用平板電腦或螢幕減少了他們的活動量，會導致體重和專注力等方面的各種問題。森林能讓他們走出我所說的「數位監獄」。

若你能視情況調整適合你孩子的練習，建議你特別著重在**學習如何管理情緒和釋放壓力上面**，例如：

- 「消除心理和身體的壓力」練習，建議他吐氣，就像他不想做某些事時的吐氣一樣。也可以讓他想像把他所有壓力都放在一個黑球裡，他必須盡可能從嘴裡吐出這顆球，以擺脫一切對他不利的事情（P.153）。

- 「釋放圈」練習，以更放鬆：建議他變身為魔術師並在周圍創造一個魔術圈（P.216）。

- 專注於自然界的物件以學習如何集中注意力。請他自己選擇一個森林元素，並且問年紀最小的孩子，是否願意將這個物件帶回城裡，於日後使用（P.224）。

- 交替呼吸：隨處可練，還可以讓孩子恢復專注力（P.214）。

- 五感練習，以確定孩子發展最好的感官，並協助他們在課堂上的學習變得容易一些（P.162）。

‧ 正向積極的融合，以避免在學校可能出現的鬆懈。為他讀
P.231的觀想導引，若孩子還不了解正向積極的概念，請用他
最喜歡的顏色代替。

‧ 創造並融入個人咒語以強化信心。幫助他找到一個像遊戲一
樣可以經常複誦的句子，以幫助他在失去自信的情況下使用
（P.233）。

無論你的孩子年紀多大，經常讓他用語言表達自己的印象和感
受，就像你寫在筆記本裡的內容一樣。依據不同的年齡，也請建議
孩子創造一本「森林魔法書」，可以在這本魔法書上陰乾樹葉或植
株做標本，寫下你們一起做完練習後的感受，寫寫小詩，畫下他所
看到的事物，寫一個故事等。這個活動能讓他發展創造力，以及與
大自然的關係。

這個探索將是個交流和共享的特別時刻，並遠離平板電腦和螢
幕。為了讓它更好玩，請重拾兒時的目光，並記住所有你在森林裡
喜歡做的事情。在整個步行的過程中，學會透過樹葉的特徵來認識
樹木，或許可以藉由當地的故事和傳說來認識森林。

和往常一樣，祝你玩得開心！

順 應 季 節 變 換

我們當中有許多人都很努力食用更多的「有機」食物，以便與大自然更加和諧共處。雖然事實證明這是個值得稱讚的方法，但我認為首先要做的是遵循大自然與生俱來的節奏，就像月亮周期或季節變換一樣。學習順應這些節奏，並與我們身體保持一致產生共鳴，能讓我們在日常生活中過得更好。若在冬天卻保有跟夏天一樣的生活節奏，這樣在冬天覺得疲憊也就不足為奇了。在冬天，自然界的節奏變慢了，因此建議盡可能跟隨它，慢下來。

大自然受到天地的力量支配，雖然無法控制，但這種運行會影響人的身體和情緒。

從6月的夏至到12月的冬至，整體能量會比較活躍，適合更多身體的練習，有利於長距離行走，即使會稍微出汗。

相反地，在12月21日到6月21日之間，能量將轉向比較思辨的運作，因此，冥想和緩慢的練習將是首選。建議把步伐的節奏再放慢一點，千萬不要走到大汗淋漓的地步。

根據道家傳統和中醫理論，重要的是要順應季節生活，而每個季節都有其對應連結的能量和特定的器官。若你感到某個相關器官比較弱，透過了解這些關聯就能建立預防或治療目的的意向，以輔

助任何可能的治療。

　　春主肝、夏主心、秋主肺、冬主腎。用一個很貼切的比喻來說，肝臟為將帥，而心臟作為情緒的主人，是皇帝。所有器官都有保護皇帝的責任，因為人只有在內心平靜時，才能治理國家（身體）。

　　除了我們熟知的四季之外，傳統中醫還有一個被稱為「季節間隔」的第五季（譯註：在中文資料裡，第五季也叫「長夏」）。它是結束每個季節並連結到下一季的過渡期，在這段時間需要身心的適應能力。與其對應的器官是脾臟[22]。脾臟是個重要的器官，它透過維護紅血球的品質，有助於免疫系統的正常運作，並藉由產生抗體來保護身體免於感染。若我們不增強免疫系統的話，在第五季時就會容易感冒或出現各種疾病。脾臟也與遺憾、悲傷和減損能量的消極想法有關。在第五季期間的行走，建議聚焦在生命原本的樣子，別把它們戲劇化，表達你所有的情感，這樣才能維持一個良好的平衡。發展正向積極的想法，培養你的樂觀心態。

　　這個過渡期很重要，因為它使我們能夠從一種能量轉換到另一種能量，同時保持我們的平衡。

22　一個季節間隔大約持續18天，分為兩等份以連結前後兩個季節，亦即9天用於結束前一個季節，另外9天用於迎接下一個季節。

　　你無需在一開始就深入了解傳統中醫的許多複雜細節，但可以藉由參考書目中的推薦書籍，選擇是否要了解更多，懂得如何識別不同的能量和與之相關的器官，讓你能做更深入的練習。

　　為了讓內在和外在更能與季節的節奏互動，在開始練習前，我為你提供一些思考的方向，以及依據每個月為步行添加色彩的一些意向。

　　再次強調，這些看似完全對立卻又相互依存的季節，都在無窮無盡的循環裡為迎接另一個季節的來臨而養精蓄銳。

　　要收穫，就必須播種；要再次播種，就必須收穫。這就是陰陽相生之理，沒有對立，且是完美的互補。我在亞洲學到很多健康平衡之道，在此很高興能藉由此書與大家分享這些好處。

░ **在春天，把握新的能量**[23]

隨著春天的來臨，大自然甦醒了，就像我們身體一樣重新開始動起來。它是更新、成功和欣欣向榮的希望，而在整個行走路程中你可以把握這種新的能量。建議你從內省中走出來，將你對人生價值觀的所有思考付諸行動，以及實踐那些你在冬季確定的需求。是時候播種和融入現實了！分享你在冬季期間構想的一切，以便在夏天收穫成果。伴隨著陽光普照的天氣，請培養煥然一新的感覺，並將你的生命能量提升十倍。這也是動物們重新出來享受新能量的時候。請將注意力放在森林裡復甦的聲音。

春天與肝臟有關，肝臟的功能主要是清除多餘的糖分、脂肪和蛋白質，所以春天是清空身體的時間。為了抵抗寒冷，大量食物的攝取會導致毒素的積累。現在是時候為你的肝臟排毒，例如可以斷食一天讓它休息。肝臟也是憤怒的所在，清肝會讓你恢復平靜。

在行走過程中，請將注意力放在能讓生命能量再度循環的練習，用吐氣來釋放壓力，練習時要慢慢的、心情保持愉快。不要勉強自己，請聆聽你的身體。

---

23 為了讓閱讀更方便，此處是依據日曆季節而非氣象季節。

🍃 四月

四月（April）這個字源於拉丁語的動詞aperire，意思是「打開」。羅馬人將這個月命名為aprilis，而法文把它改成avril。正是在這個月，最初的嫩牙冒出來。建議在路程中冥想時，可以擴大你的意識範圍。這個月讓自己發展「本質」而非「表象」，後者是我們社會的缺點之一（社群媒體所強調的），同時了解對自己有意義的事物。無論是私領域還是工作，為你生命的價值觀而努力，將能重新賦予日常行為意義，以便更能順從自己的需求。重新審視你的生命。

☘ 意向：

重新評估你的人生價值觀。

🍃 五月

在法國，有一個大家都知道的諺語：「五月，做你想做的事。」（En mai, fais ce qu'il te plait.）它正好詮釋了這種形容春天的祥和平靜之概念。

懂得如何為自己騰出時間以避免健康出問題是必要的，例如倦怠，就是毒性壓力的最後階段。

建議你漫步，享受一離開家就體驗到的一切，而無需等到進入

森林。關注這個世界每天在我們不知不覺中創造的「小奇蹟」，像是一朵花的盛開，與你擦肩而過的人的微笑。所有這些看似微不足道的舉動，都構成了生活樂趣的基礎。請敞開心扉。

❖ 意向：

意識到自己的呼吸以及創造奇蹟的能力。

🍃 六月

這個月對於許多人來說是考試月，往往是重大壓力的來源。放掉預期的結果，在當下保持專注並盡力而為。它也是一個過渡的和夏至的月份，夏至是太陽以最傾斜的角度照射地球的時候。夏至這天的白天最長，有來自天上的能量。伴隨著夏天的到來，喚醒內在小孩的靈魂，讓自己玩得開心，讓自己的真誠表現出來。建議你利用這個月學習如何看淡你在日常生活中所經歷的事情，並看到事情的光明面。

❖ 意向：

學習抽離，並允許自己享受快樂。

░ 在夏天，趁機充實自己

這是充滿活力和快樂的最佳季節，豐盛就在眼前，正是時候分享你的收穫。分享簡單卻重要的幸福時刻，例如和朋友度過的漫漫長夜、滿天星斗、日出，以及所有大自然提供給我們不計其數的美好。這是激發活力和享受樂趣的最佳時機。充分利用這種能量，去做真的適合你的事情。隨著氣溫上升，森林將成為愉快的避難所，如同水體一般。可以藉此機會欣賞水生植被佈滿水體的景色。

夏天與心臟有關，而心臟是人體最重要的器官。一顆快樂而輕鬆的心，可以讓所有內在和外在的訊息順暢流動。無私付出愛是獲得回報的唯一辦法。心的季節也是努力接受生活中發生的一切事情的時候。

在練習路程中，請關注數位斷線的觀念和活在當下的樂趣。

☙ 七月

是很多人的放假月。為了充分享受休息的時光，必須用你所有的感官來感受，以便將這些獨特的時刻盡可能扎根在心靈和身體上。身體藉由五感來記錄所經歷的時刻，特別練習這些可以更了解自己的感官，並學習了解哪種感官是你最擅長的，以及哪些感官是

你在這些大自然行走時應該練習的。觀想的運用能讓你建立一整年都能使用的「資源意象」。

❖ **意向：**

意識到你所有的感官。

🖋 八月

這是最棒的度假月。正因為人們如此盼望這些假期，以致於可能有太多事情想做而無法好好享受，當然也就忘了休息。學習有智慧的感到無聊，不要害怕無所事事，就像你身邊的那些樹一樣，只需要「存在」。

身體和心靈都需要休息，而你要懂得如何給它們時間。學習活在當下，讓自己得到真正的休息。

練習沉思，而這次腦子裡不需要有特別的意向。讓你的目光落在它想去的地方，會讓你不自覺就回到當下。

玩得開心，並在你身邊和內心創造和諧。

❖ **意向：**

活在當下。

🖋️九月

　　九月的開學是新學年的開始，也是整年度壓力最大的時間。甚至在返校恢復活動之前，許多人就承認他們已經感到壓力和疲倦。這個夏、秋交替的月份，以及標記這種變化的秋分，需要動員我們的資源並進行調整：例如當假期結束後，回到之前被擱置的問題等。這是接受我們可能會遇到困難的時候，也就是準備換個節奏以迎接秋天。

　　現在該採取行動而不是拖延。是時候重新思考你的代辦事項，重新聚焦在必要的事情，並放下那些沒必要占用時間的事情。這也是秋分的月份，而秋分這天晝夜等長。在這個月份，重要的是要學習如何管好自己的壓力，杜絕拖延，以便採取行動並順利地開學。接著第二件事，是想辦法放慢在秋天的節奏。

☘️ 意向：

　　設定目標並堅持下去。

⫶⫶ 在秋天，開始放慢腳步

秋天和春天是練習行走的理想季節，可以避免士氣低落，同時學著減少活動。

大自然在此時逐漸放慢腳步，但它同時呈現了唯美浪漫的色彩，就像冬眠前的最後一場盛裝舞會。樹木開始落葉，光線漸弱。我們的身體必須習慣回到涼爽的天氣，而心情往往會受影響，並常常會引發「輕微的季節性憂鬱症」。請為冬天做好準備。這個季節也常誘導人想念已過世的人，此時可好好感謝我們所擁有最寶貴的禮物——生命。每個人都可以安心地運用夏季儲存的所有能量。

秋天與肺有關，而肺是呼吸的重要器官。它還與領土的觀念，以及在社會中找到自己位置的重要性有關。

請在步行的路途中，多注意呼吸的練習，以及培養感恩之心。花時間凝視秋天各式各樣的顏色。

✑ 十月

儘管氣候變遷影響全世界，但「霧濛濛的十月，是感冒月」這句話正簡述了在這個月我們的身體必須適應溫度變化。你越了解自己的身體，它就表現得越有抵抗力。

這時可運用行走的優勢，以提升你的免疫系統。充分了解自己意味著對我們的身體有更好的理解：確認身體的強項或弱點可以讓我們更能與身體共處，學習適時地掌控它們，加強或減少這些優缺點，並達到真正的身心平衡和優質的睡眠。

♣ 意向：

身體或睡眠。

🍃十一月

這往往是情緒最低落的月份，並伴隨著光線減弱。有近18%的法國人在這期間苦於冬季憂鬱症發作。在法國，這也是一年之中最關注過去的月份，無論是對已離開我們的人還是國家歷史，都有許多紀念的活動。然而不要忘記，重要的是要知道如何把過去留給過去，並享受當下的生活。

想想所有與那些不在世間的人共度的美好時光。在行走途中，可以用有他們的回憶來建造小小的自然界紀念館（例如，藉由堆疊幾塊石頭而成的小石頭金字塔）。

♣ 意向：

從過去中解脫，並找到自己的位置。

十二月

十二月對許多人來說可能是一整年中壓力最大的月份。有些人迫不及待等著年底的慶祝活動，但也有些人害怕與家人團聚，或者相反地要面對孤獨。有時很多情緒會一起浮現。因此，這是處理與他人的關係和自己的情緒最完美的月份。這也是兩個季節交替和冬至的月份，冬至是一年當中白天最短的一天，充滿來自大地的能量。

✣ 意向：

接受愉快和不愉快的情緒。

░ 在冬天，專注於反思和內省

　　到了冬天，氣溫下降，大自然開始收斂自己，萬物利用這段時間休養生息。這是冥想和反思的時候。請利用這段期間為自己和家人騰出時間。在行走過程中，請特別注意你心理的感受，著重於內省的練習，以意識到自己的資源，並賦予自己新的能力，以最好的方式開始新的一年。可取決於你所在的位置，花時間觀察動物的遷徙，這是適應氣候變遷的美麗描繪。這正是一個考驗的季節，需要適應低溫甚至在下雪的環境下練習，至於對那些無法進行身體練習的活動，就以意念和觀想的力量來達成。

　　冬天與腎有關，而腎臟能幫助身體排除毒素，以維持身體的平衡。腎臟也與我們的恐懼有關。

　　在步行途中，請將注意力集中在冥想和內省的練習。重新關注自己真正的需求，自己決定做什麼以及能達成的能力。讓你的情緒自然流露。

∥ 一月

　　假期結束了，開始新的一年。一月的名字源於「Januarius」，以紀念羅馬的開始和結束之神雅努斯（Janus）。他也是通道和門

之神，是體驗這些路徑作為從一種狀態過渡到另一種狀態的通道的美麗象徵。就像他被描繪成有兩張臉，一張轉向過去、另一張面向未來一樣，你可以選擇是否向前走。這是個許願的月份，我們或多或少是為了「像其他人一樣」而下定決心。若要向前邁進，就不要隨波逐流，將這些願望變成可實現的目標以避免沒必要的壓力，並問問自己是否可以實現這些計畫或未來會發生什麼。為了順利開始新的一年，建議要「增強」自信，使自己處於正向積極的狀態中。

♣ **意向：**

自信。

✑ 二月

這是愛的月份，有情人節，但它是嚴冬的中心，此時大自然完全休眠，在健康和心理方面都是艱難的月份。大自然處於休止狀態，你也一樣，不妨趁著這個月好好照顧自己，並持續反省的練習。在自己內心尋找資源，讓你在春天來臨時有重新出發的機會。增強你的自尊，意識到你的優點來承擔你的選擇，並記住你擁有成功所需的一切資源。

♣ **意向：**

提升自尊。

🍃 三月

是冬、春交替之月，春天回歸的開始，春分（晝夜等長）的月份。大自然重新生長，為我們帶來最美麗的色彩。建議你以一種新的眼光穿過森林，並「像第一次那樣」領會萬事萬物。持續練習，讓自己學習用全新的眼光來理解事情，並以它的正向角度，退後一步看全局。把握這個月來發掘正向思考的重要性及其對我們日常生活的影響。

♧ 意向：

恢復樂觀心態。

在踏上這些連結之道前，請注意，就像大自然一樣，你的身體會隨著季節而變化。若你意識到這點，將使你每次行走時都能以不同的方式體驗這些練習。這將取決於時間、月份、地點，還有這些沉浸在大自然的行走練習。藉由養成適應這些大自然節奏和季節交替的習慣，幾個月後就會感受對健康和心境的影響。

現在我們已準備好要踏上平衡之道了！

為何要將森林漫步轉化為重新連結之道？

　　這本書的初衷是重新定義你與大自然，以及你與自己的關係。練習這些步行之道，就是讓你為自己騰出時間，放慢腳步並冥想。這是停止拖延，接受處於「行動」狀態並實踐這些練習的時刻。這也是享受森林浴好處的同時，去想該想的問題之時機。

　　我知道有許多人認為自己沒有時間，因為要處理工作、家庭、外出郊遊、朋友和其他重要的活動。我聽見並理解這種情況，因我幾乎有相同的託辭……直到我的倦怠和憂鬱症發作！

　　在大自然中行走，同時覺察身體、呼吸的重要性、你的感受和環境，這是給自己最好的禮物。視你當前的優先順序而為這些練習找出時間。像現在許多人一樣，我認為，面對我們這個世界的劇變和各種不正常現象，是時候重新思考我們與大自然的關係以及我們賦予生命的價值了。

　　就像每天休息一下觀察呼吸是健康的一樣，釋放壓力並意識到自己的身體，讓自己定期花一兩個小時在森林裡實踐這個完整的練習，是一種重新專注於真實需求的方法。

　　我們的身體不是為了永遠生活在壓力或焦慮的狀態下打造的，若是這樣則有降低免疫防禦能力和減弱心理健康的風險。為自己騰

出時間並不是自私的行為，相反地，當你越認同自己，就會越認同他人。找時間，基本上是組織和動力的問題，為了幫助你達成，建議你努力增強自己的動力（P.244）。

每個人都有責任把這些連結時刻視為優先事項，就像健康飲食和與家人、朋友共度時光一樣，是為了真實的存在而非表象。這符合伏爾泰的名言：「我決定要快樂，因為這很健康。」大自然知道如何將這種追求幸福的基本能力傳達給我們，那就是：存在。

因為大自然在一個與我們不同的時空中繼續演化，它看起來如此平靜和超然，但我們永遠不要忘記，大自然也活著——依自己的節奏。正是靠著這自然而然的慢節奏，現在換你學習放慢腳步，並找到適宜的答案以解決你私領域和工作（兩者都和生活的良好平衡有關）的擔憂。

這就是為什麼我將這種在森林裡行走的方式稱為「重新連結之道」。重新連結你的情感、你的身體和生活的世界。一種可以幫你恢復生活平衡的步行方式。

按照建議的步驟練習後，無論就心理還是身體層面去面對發生的事情，你會發現自己並沒有想像的那樣無能為力。藉由「連結」森林，將能重新連結你自己的真本性。你將再度發現在內心深處有種擺脫受害者身分的潛力，而之前有時會有意識地讓自己陷入受害

者的角色。

　　別試圖把完美地完成所有練習當成一種挑戰，只須盡己所能去做。不要為自己設下不惜一切代價都要抵達終點為目標，因為重要的不在終點，而在路程。

重建身心連結

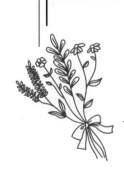

> 放鬆的身體帶來心靈的平靜，
> 而平靜的心靈是身體放鬆的源泉，
> 在良性循環中互相滋養。

　　在當今社會，我們對身心抱持二元對立的看法，因而常常造成原本可以輕易避免的傷害。讓我們以愛彌爾·庫埃（Émile Coué）提出並在醫院日常中得到證實的例子來說：安慰劑效應。我們的身體確實有能力在沒有藥物介入的情況下，經由想像、暗示和意向等心理的力量來自行緩解疼痛。因此，建議結合樹木的好處與公認在重新連結身心方面的有效方法：身心調節和氣功，以更加了解自己

的身體和情緒；透過冥想回到當下，並安撫經常對身體產生影響的心理；透過教練指導以思考具體的解決方法。

身心之間密不可分的聯繫，在我們社會中常常被忽視，但在森林裡卻得到重視。身心相繫是這個內心旅程的假設，也是我建議的練習和實踐的共同點。經由作用於身體和心理方面的多種練習，將呼吸、釋放壓力、接受自己的身體和情緒管理列為練習重點，你將重建一種內在平衡，而這種平衡會因為森林的安撫作用而被放大。

事實上，當你被情緒席捲時，你的呼吸會受到影響，就像不規律的呼吸會影響你的情緒一樣。

無論你的行為如何，都會對你整個身體產生影響；只要看看我們經歷一個糟糕的舉動之後的身體和情緒狀態就知道了。同樣地，情緒衝擊會讓肌肉抽筋而阻礙你自由活動，若是反覆發生就可能會導致慢性疼痛。

好消息是，如果某種方式在一邊有作用的話，在另一邊也會有效。能讓你好好呼吸或釋放神經壓力的運動，也會對你所有的器官產生正向影響，並引發愉快的思緒。

若你能以冷靜而非戲劇化的態度來處理挫折，那麼壓力便不會累積在肌肉裡，如此一來就能避免你浪費那些可能被用來採取正向和實際行動的能量。

　　一旦壓力消失，正向的一面就會出現，身體的放鬆帶來心理的快樂。這種身心之間的相互依存關係是中醫的一種基礎，它在亞洲已應用了幾個世紀。

　　為了實現這種不可或缺的和諧，建議你做一種氣功練習，能讓你的氣[24]在體內流動並平衡陰陽能量。

　　在這個練習中，當你舉起手臂時，帶著從天上吸收能量的意向，當你放下手臂時，將能量從你的頭帶入，通過身體流到你的腳，然後消散到大地。

　　請站直，雙腳與肩同寬，雙臂自然垂放身旁。

　　吸氣並在身體兩側將雙手舉起，手掌朝外，手肘和肩膀放鬆。

　　一旦手臂與肩同高時，眼睛稍微向上看，繼續吸氣並將手臂舉向天空。

　　一旦手臂與身體成一直線時，想像一下你的手臂與天空連接，而你的腳牢牢地扎根在地上。

---

24 「氣」（qi）是依據亞洲古代技術的觀念。

然後移動雙手朝向頭部，將手放在頭頂（頂輪或百會穴）。

想像有一條將你連接到天上的線，感受降落在你身上的能量（陽氣）。

吐氣，同時雙臂在身體前方慢慢放下，手肘微彎，手掌仍然朝向地面，直到肚臍（臍輪或丹田）的高度。

然後回到初始姿勢，手臂自然垂放身體兩側。

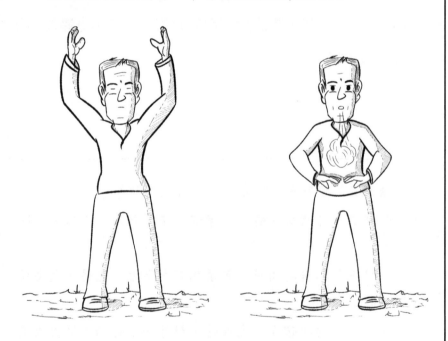

請重複這個練習5～10次。

　　這些提供給你的練習途徑將讓你的狀態產生轉變：從阻塞轉向
開放；從壓力轉向泰然自若；從悲觀轉向到樂觀。

　　這種行走的方式再度讓我重拾生活的滋味，我希望它也能陪伴
你走向內心的自由，這在我看來是幸福的關鍵之一。

幸福不在山頂，

而在攀登的過程中。

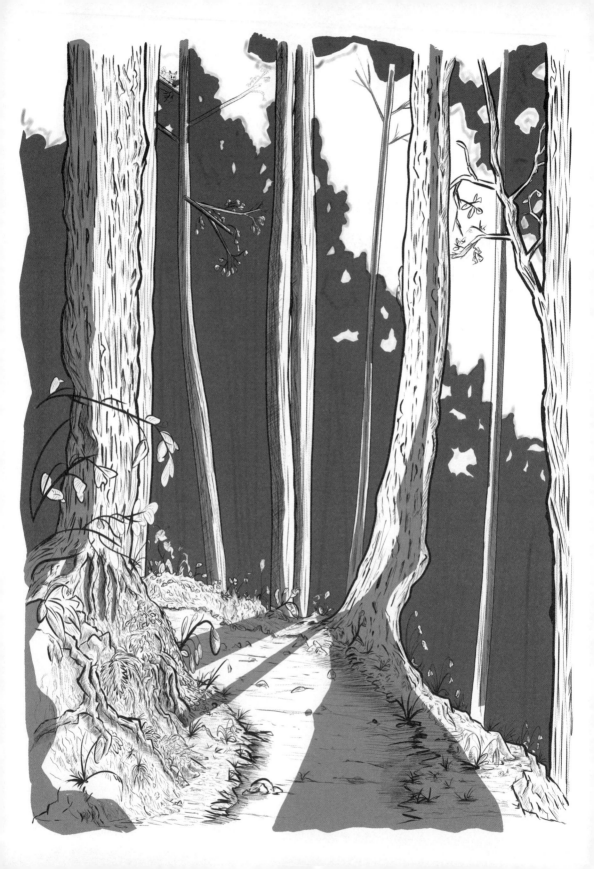

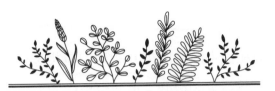

第 5 章
6步驟打造你的重新連結之道

　　所有經驗都需要事先做好準備，才能被正確吸收並應用。在出發之前，建議你先了解這6個步驟，無論你走多少公里或擁有多少時間，這些步驟都會在你的路程中出現。再次強調，我們的目的並非追求表現或速度，而是緩慢，充分意識每一個步伐以及你在每個動作中投放的意向。

　　你當然可以像走進商店一樣隨意進入森林，但你會在沿途中失去最有趣的東西：意義。

　　你不是無端來到這片森林或這個自然環境，而是來尋找自我，與大自然連結，找到解決困難和回答問題的方法。

　　承認吧，這可不是件小事，理所當然需要一些準備。我們可以將它比喻成像進入一個神聖的地方，在那裡我們靜靜地進入，就像

是要與這個地方和從中散發出來的能量和諧共處一樣。

　　無需陷入萬物有靈的信仰，但值得提醒的是，所有已消失或至今仍存在的古老信仰，都會喚起大自然的精神或力量。在這裡不是要討論這是現實或只是眾多信仰之一，但如果你仔細想一想，一定會想起某個地方或時刻，當你在大自然中散步時，會無來由感到放鬆或焦慮。不可否認的是，有時大自然會引起你身體的反應，甚至是情緒，然而這與你的信仰或相信與否無關。無論是什麼原因，只需接受自然界中的某些地方對你來說比其他地方更舒適，並會影響你的行為即可。這將是重要的第一步，它會開始改變你與大自然的關係。

　　放下防衛，用更多的感受而非心理控制，透過五感與森林連結，讓自己沉浸在大自然之中。

　　為此，建議你在步行的路程中加入6個步驟，這些步驟從感知、意向和練習的層面來看都各不相同卻彼此相輔相成。

如何開始你的重新連結之道

◥ 6個步驟，從數位斷線到重新自我連結

第1步是數位斷線。

它從森林的邊界開始，接著開始你的路程。它能助你做好進入一個自然空間的準備，那裡的規則不再是城市的那一套，並即將經歷有意識的數位斷線。

第2步是釋放壓力。

從路程一開始，它的目的是釋放在你體內阻礙能量自由流動的壓力，並有助於減輕壓力對你的影響。完成此步驟後，會感受到肌肉放鬆和自我意識的狀態，這將使你更容易回到自己的呼吸。

第3步是與自己重新連結。

它讓你在路程一開始就與大自然和諧共處，讓你處於一種有利於感受大自然好處的狀態。發現並接受自己的感受，以尋找你的資源並滿足自己的需求。為此，邀請你意識到自己的呼吸以及重新發現自己的五感。

第4步是解放。

這能讓你在路程途中學習如何擺脫對過去的依賴和自己的偏

見。你將學習放手，享受當下，讓自己處於正向積極的心態。這種放鬆的狀態使你能夠找到好好管理壓力的方法，並根據你當時的煩惱提出正確的問題。

第5步是融入。

在回歸日常生活的路上，這個倒數第二階段在我看來是最主要的，因為回歸日常生活往往很困難。

建議你建立一種內心的紀律，以融入你發現的所有正面改變，並鞏固你在反思中做的決定。這將使你能考慮到前四個步驟中所經歷的變化，從中受益並找到在日常生活中實踐它們的力量和動力。你將學會在自己內心根植這種更符合自己需求的新生活方式。

第6步是意識提升。

在這最後一個步驟中，建議你在重新接通手機時，觀想一種在虛擬與真實之間更平衡的新生活方式。透過積極地融入城市生活，並意識到你在路程中所發展的新能力，你將帶著放鬆的心情回到家，準備好以新的眼光看待自己的日常生活。

練習4種互補的方法

這裡提供的練習方法可以將你在森林中的散步轉化為重新連結之道。這些方法來自於我使用的四種不同技巧，彼此互補，並有著

相同的目標：平靜和恢復身心平衡。

身心調節學（Sophrology），是神經精神科醫師阿方索‧凱塞多（Alphonso Caycedo）在1960年創立的一種調節身心的方法。這套方法是他對意識的反思，並前往東方尋找加強身心連結的實踐後提出的。身心調節學融合了印度瑜伽、藏傳佛教和日本禪宗的練習，同時也運用觀想和呼吸的技巧。它可以讓我們在身體和心理層面進行深入的練習。

氣功（字面意思：「能量」和「練習/紀律」），是透過緩慢而有意識的律動來鍛鍊和增強生命能量（氣）的藝術。儘管氣功有很多派別（佛教、道教、儒家、武術、民間、醫學等），但它們延伸的三個主軸是共通的：重新平衡身體、保持健康和發展未開發的能力。

冥想是一種訓練心靈的方法，可以讓人達到內心平靜，從「心理毒素」解放出來，並開發自己未被充分利用的人性優點，例如：利他主義、仁慈、智慧或同理心。它有助於安撫心靈，重新回到自己的心，讓我們的思想保持客觀的態度，並回到當下。

教練輔導（coaching）是此時此地用來提出正確的問題和找到解決問題的開端。在古希臘蘇格拉底等哲學家就已使用「助產

術」（la maïeutique）[25]來幫助人們擺脫幻覺並學習自己思考。教練輔導是基於自我反省的思考。

▨ 運用觀想的創造力

在你的重新連結之路程中，經常會使用觀想的練習，這是所有親近大自然的族群文化不可或缺的一部分，在許多儀式中都會使用它。高階運動員現在也廣泛使用觀想作為他們心理準備的練習。觀想是所有個人成長技巧的共通點──發揮你的想像力。正面思考的先驅愛彌爾·庫埃（Émile Coué）曾經說過，人類第一個能力不是意志，而是想像力，當意志和想像力發生心理衝突時，想像力總是占上風。

現今，許多科學和神經學研究已經證明，一個動作的觀想會刺激大腦中與動作本身相同的部位。例如，這可以協助事故後的康復過程，以避免忘記身體在現實中無法再做出的動作。

它可以讓人正向展望未來，學習如何集中專注力，增強你的意向，喚起愉快的回憶來提升自己的能力並恢復自信。這種練習有助於規劃你的潛意識朝向你期望的結果發展。它還可以讓人在每次植

---

25 蘇格拉底哲學中的核心技巧，助產術（maïeutique）是通過對一個人的提問，讓他能夠「生出」自己的知識。

物的沉浸之旅、回到城市後，重溫在森林裡度過的平靜時光（參閱
P.103）。

∭ 練習前的深度放鬆

在進入某些練習之前，建議先讓全身放鬆，讓自己進入一種介
於清醒和睡眠之間的意識狀態。這種變換狀態的技巧被稱為「引
導」（induction）。所追求的狀態類似於在早上剛要睜開眼睛前和
晚上即將入睡前所經歷的狀態。在身心調節學中，我們稱這種狀態
或階段為「意識轉換狀態」（sophro-liminal），其特點是注意力飄
忽不定且放鬆。我們也稱它為 α 波（Alpha Wave）狀態。

在這種狀態下，我們可以注意到更強的暗示性，並且更能記憶
和吸收心理意象和正向建議。在正常情況下，邏輯思考能力會限制
我們接受這些有助於改變某些行為的意象和正向建議。

要做到這一點，只需閉上眼睛，放鬆身體的每個部位，從頭部
開始，再到肩膀、手臂和手、前胸、背部、腹部、臀部、大腿、膝
蓋、小腿，最後到腳的放鬆。

可以想像有一股暖流逐漸籠罩你的身體，加強全身的放鬆感。

然後，為了達到理想的狀態，請繼續專注於吐氣。想像每次吐
氣時，都能更深入進到自己的內心，一層一層、一步一步往下深

入。因此，隨著每次吐氣，你會更接近這種安然與平靜的狀態。

在此建議你「進行一次引導」。

在經歷任何以意識轉換狀態的練習或觀想後，重要的是透過慢慢地動動手腳、打哈欠、睜開眼睛（若是閉眼的話），並讓能量在體內再次流動，逐漸回到清醒狀態，再繼續你的路程。

⧗ 至少重複3次

在你的路程中，建議每個身體練習至少重複做3次。在身心調節學中，我們稱之為「生活體驗的反覆練習」（répétition vivantielle）[26]，它源於我們在第三次的時候，能夠融入吸收訊息的能力，這種能力在大腦和身體層面都是適用的。在身心調節學中，我們提到的是發現階段、征服階段和轉化階段。

在第一階段，心靈專注於技巧和如何進行動作，而非聆聽身體的感受。第二階段，是動作的掌握時間和設定意向，以便更清楚地意識到正在發生的事情，然後在第三次重複後，讓變化發生。

---

26 這個詞由身心調節學（sophrologie）的創始人阿方索・凱塞多（Alfonso Caycedo）提出，源於德語詞彙「Erlebnis」，意為親身經歷。「Vivance 指的是在意識中對生活的感知，以及在那裡留下的情感印記。」這個定義摘自娜塔莉亞・凱塞多（Nathalia Caycedo）的著作《阿方索・凱塞多》（Alphonso Caycedo），Sofrocay出版，2018年。

✿ 第1步／斷線（數位）

從城市走入森林需要一些準備。因此，首先建議你學會擺脫手機和與之相關的社群網路之束縛。對於許多人來說，這將是最困難的第一步，因為現代社會中數位科技非常普及。這個階段將從意識到自己與智慧型手機的關係以及使用時間開始，但不帶任何價值判斷。

你是否意識到，在開始這段行走的路上，你頻繁查看手機或瀏覽網頁，卻沒有好好享受周遭的環境呢？

請查看手機上的「螢幕時間」，再回答以下問題：

• 是否認為自己對手機或社群網路「上癮」？

• 有多少次會不自覺、無來由地查看手機（社群網路或簡訊）？

• 當在通車感到「無聊」時，你是讓思緒漫無目的遊蕩以激發創造力，還是會立即查看手機和社群網路？

在本書第一部中，我們已討論過這個問題：隨著大量使用手機，當收到通知或簡訊時，我們的大腦會把查看訊息視為一種快樂的時刻，並釋放多巴胺。因此建議你反思一下「快樂」的定義，逐漸用另一種「危害性」較小，又不會占用太多時間的方式來取代這種手機使用的慣性行為。

• 以前做的哪些活動現在被你的手機和/或社群網路取代了（閱

讀、做夢、唱歌、寫作、繪畫等）？

・現在你能用什麼來替代這些上網的時間，以保持這種快樂的情緒，並逐漸讓手機留在它適當的位置就好？

這些問題並不是為了讓人感到內疚，而是為了讓你正視現實，並意識到需要調整現況。是時候採取行動了，請有意識地關掉手機，並接受自己在某段時間是無法聯繫的，以完全意識到你即將體驗的事情。

若你對於斷線感到焦慮，請試著找出這個恐懼背後隱藏的需求。這些需求可能是：**歸屬感**（成為社群的一份子）、**安全感**（在需要時可以被聯絡到）、**自尊**（感覺自己在他人眼中有價值）或實現自我的需求（感覺自己幫助別人就像別人幫助你一樣）。

識別這個未被滿足的需求，將有助於開始找到滿足它的解決方法，並從數位控制中解放自己。

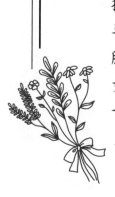

擺脫數位世界的束縛後，你現在已準備好要穿越這扇為你敞開的自然界大門。放慢腳步，有意識地感知周圍的一切，向前邁步。重新找回你神奇的力量，以「像是第一次看到一樣」的心境看待這片森林。

✿ 第2步／釋放（壓力）

進入步道前，先釋放壓力是很重要的，然後再開始進行呼吸練習，因為呼吸本來就是一種肌肉的運動，任何胸部、腹部或背部的緊張都會妨礙呼吸功能的正常運作。

壓力是個警報信號，提醒你該照顧自己，並改變不再適合你的事物。現代的生活方式和經濟活動迫使我們的動作越來越快，而忽略了身體的限制。這一切活動有時會不由自主的在我們體內產生壓力，進而阻礙情感和生命能量的自由流動。這些壓力是身體和心理失衡的根源。重要的是要確定是什麼事件或挫折導致這些壓力。

疏通這些壓力並無法消除其根本原因，尤其是如果這些壓力是由一種令人不舒服的情況所導致，而且這個狀況是在你返回家中後會再度面臨的。但這可以讓人暫時從壓力解脫出來，並退一步思考和改變你的生活方式。

能否克服一個事件並不取決於它的重要性，而是在於它如何影響你（在路程的第四個步驟，如果這個最初的情況讓你感到沉重，可以先思考如何擺脫困境的方法，或者至少不再將自己置身於受害者的角色）。

要釋放壓力，首先必須要先辨識它們。我們無法處理自己不了

解的東西。舉個簡單的例子：我們常說「背部疼痛」，但究竟是指哪裡疼痛，是上背、頸部、肩胛骨、腰部還是下背呢？你對壓力位置的掌握越準確，就越能從中解脫。

首先，建議你辨識身體發送給你的訊號，警示你目前的壓力程度及其位置。

請坐在石頭上、草地上或倚靠著樹，花幾分鐘時間從心理掃瞄自己的身體，準確地辨識你感到最大壓力的位置。建立一份類似於身體和心理的「清單」，也就是辨識是哪些想法傷害了你，或最近你無法忘記的行為。

若你願意，可以把它們記錄在筆記本裡。

現在邀請你練習以下的運動，這是身心調節學的基本技巧之一。它的基本思想是將剛剛辨識出的所有壓力和痛苦或不愉快的感覺全部拋得遠遠的。為了達到這個目標，你將在肌肉收縮後和放鬆時練習呼吸。

我釋放了心理和身體的壓力！

站在一個開闊的地方，如果周圍的樹木靠自己太近就面對小徑，重要的是讓你的面前沒有任何障礙物，這樣在吐氣

時可以將多餘的心理和身體壓力傳送到很遠的地方。

進行一次引導來放鬆全身，然後深吸一口氣讓腹部鼓起，並屏住呼吸，讓腹部充滿氣息。

輕輕地繃緊全身，再次辨識你感覺到的肌肉緊張感，接著吐氣，將所有身體不舒服的感覺釋放出來……再度回到自然呼吸。

花一些時間感受身體的感覺，然後重複2次這個練習。

邀請你繼續專注於頭部，以釋放所有已經被揪出來的煩惱或引起焦慮的想法。

深吸一口氣，讓你的腹部膨脹起來。

再次屏住呼吸，輕輕地繃緊你的頭部，觀想所有負面的想法（挫敗感、負面情緒、擔憂、煩惱……），想像它們被你引導進入嘴裡。

然後吐氣，將這些負面情緒排出來，離你遠遠的並讓自己擺脫它……

回到自然呼吸中。花一些時間感受你頭部的解放感，然後再重複這個動作2次。

最後一次重複這個練習時，關注你仍然感覺到的任何殘餘的壓力，無論是身體上還是心理上的殘餘壓力。

完成這個練習後，請花一點時間恢復。

可以依據自己的需求重複多次整個練習，直到你感到放鬆為止。

　　為了讓練習多一點變化，並學會在路程中更有效地釋放壓力，我在第6章提供了4個補充練習。你可以依據自己的需求和當時的感受來選擇。

・放鬆脖子和肩膀（P.198）

・釋放壓力到大地（P.200）

・用腹肌攪動法（Nauli）來緩解腹部不適（P.202）

・藉助「風中的葉子」來放鬆整個身體（P.206）

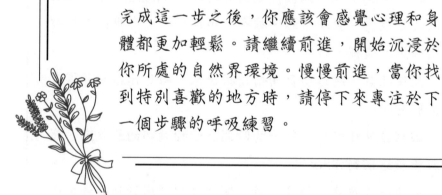

完成這一步之後，你應該會感覺心理和身體都更加輕鬆。請繼續前進，開始沉浸於你所處的自然界環境。慢慢前進，當你找到特別喜歡的地方時，請停下來專注於下一個步驟的呼吸練習。

❀ 第3步／重新連結（對自己）

現在你已釋放了所有的緊張壓力，接著建議你仔細察覺自己的呼吸。這能讓你透過五感來打開自己的感知，以不同的方式來感知周圍的環境。

▨ 呼吸

我們社會的一大問題是低估了呼吸的重要性。我們經常處於憋氣的狀態，導致身體和心理都都在受苦。然而，呼吸是我們動作和思考的基礎。它連接了身體和心理，它就是生命！

在亞洲，它與意向一樣是所有武術、氣功或太極的基礎。在印度，呼吸同樣是智慧的基礎，而且有可能是一條通向完整智慧的道路。觀察自己的呼吸，是開始冥想的最有效方式之一。意識到呼吸的重要性是邁向日常健康非常重要的第一步。在森林中練習真正的身心放鬆，將找回自然呼吸的狀態。當呼吸變得更加自覺時，你將更容易控制自己的情緒和煩惱。從出生到死亡，呼吸伴隨著我們，它代表我們身體的首要功能。雖然呼吸是自主功能，但在出現問題時，我們仍然可以學習掌控它。

我們每天平均呼吸15,000次，而大腦就使用了這個呼吸量的

35%。所以，越意識到自己的呼吸，你的體能和智能就越能發揮到極致。

地球上有多少人，就有多少種呼吸方式，所有的呼吸都是好的、有用的，但我們必須區分胸式呼吸與腹式呼吸。胸式呼吸是當你有情緒波動或身體活動時所使用的呼吸方式。由於我們現在所承受的快節奏，這種呼吸方式是當今最常用的。

而腹式呼吸，是比較基本的呼吸方式，是睡眠中的嬰兒所使用的，也是我們經常忘記但卻極其重要的呼吸方式。腹式呼吸可以讓人恢復平靜、減輕壓力，改善消化和提高我們身體的氧氣吸收。

建議你意識自己的呼吸方式，因為它可以反映你的壓力狀態。

良好的呼吸與真正的放鬆狀態密切相關。

◤ 呼吸的覺察

這個超簡單的第一個練習非常重要，因為它可以讓你意識到自己呼吸時所使用的身體部位。

把腳打開與骨盆同寬，左手放在腹部，右手放在胸部。

自然呼吸，觀察身體哪個部位在呼吸時會動？是胸部還是腹部？

透過重新連結你的身體和感受來回答這個問題，將是繼續這個呼吸練習的重要提示。

若你發現很難確定是身體的哪個部位隨著呼吸而變化，請不用擔心。當我們處於一種使我們與自己的感受脫節的壓力狀態時，有時會讓我們難以察覺身體的變化。請集中精神，慢慢來！

在你已意識到自己的呼吸方式後，建議你找到或恢復腹式呼吸。雖然這很基本，但通常需要很多努力才能用腹部呼吸而非胸部呼吸。有些人甚至在開始時會覺得很不舒服。正如我們所見，腹式呼吸可以讓人恢復平靜，自動減少體內腎上腺素上升，並恢復正常的心率。事實上，若體內的壓力荷爾蒙較少，自然會感到壓力的影響減少。你可以隨時隨地使用腹式呼吸讓自己很快平靜下來。

　　邀請你找一棵沒有苔蘚或昆蟲停靠的樹，用一隻手靠在樹上，感受與它的接觸。選擇這棵樹的時候，要跟著你的感覺，它應該會吸引你。因此，不要聽從你成年人的心智，而是聆聽你內心小孩的靈魂，讓你的直覺行動。

　　隨著練習的進展，除了身體放鬆外，還可以感受到與樹和周圍的大自然「合為一體」。甚至可以感受一種「空的」感覺，就好像整個身體都回復到中性狀態，準備好以全新、更放鬆的能量再次出發。若在練習呼吸時有想打哈欠或想哭的衝動，就放手讓它們自然發生吧，沒有人會指責你。這是一個正向的徵兆：表示你開始在深度放鬆。

▨ 腹式呼吸

　　將背靠著樹，雙腳與骨盆同寬，將頭靠在樹幹上（若樹幹是直的話，否則就保持背靠著樹，頭挺直視前方）。一隻手放在肚子上，另一隻手放在腰的高度，以手掌觸摸樹幹。

　　閉上眼睛以幫助自己專注，或以植物為定點，凝視前方（頭維持挺直）。

　　意識到與你接觸的那棵樹,感受它的樹皮與你的手在一起。透過鼻子吸氣,使你的腹部膨脹(不要動到胸腔,想像你的肚子像氣球一樣膨脹),維持幾秒鐘,然後透過嘴巴吐氣,讓肚子癟下去。

　　花一點時間感受這種呼吸的好處。你可能會覺得手腳末梢的刺痛感或發熱感。

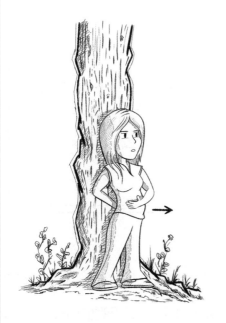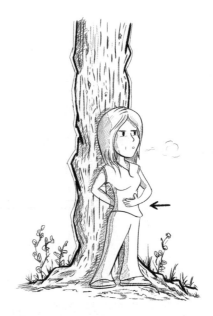

　　重複這個練習數次(至少3次),並在每次練習之間稍作休息。

為了讓練習更加多樣化，並訓練其他呼吸的層面，在第6章提供4種補充練習。當你開始練習時，就能依據自己的需求來選擇。

・獲得能量呼吸法（P.208）

・大口吸氣呼吸法（P.210）

・垂直呼吸法（P.212）

・交替呼吸法（P.214）

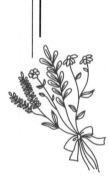

在呼吸氧氣更加充足的情況下，得以從壓力中釋放而放鬆身體。請以緩慢的步伐繼續前行，直到找到一個新的地方專心感受自己的五感。

若說在城市環境中有一件事情是我們越來越忽略的，那就是我們的感官。我們走路時經常是眼睛視而不見，耳朵聽而不聞，盡量不使用嗅覺以避免聞到某些氣味，只有在不得已的情況我們才會觸碰城市的公共設施，且經常是懷著不信任的心態。

我們每秒鐘都會透過五感接收許多刺激，若切斷了這些感官，

就等於我們自己與大部分的我以及感覺隔絕了。

　　為了讓你感覺與大自然和諧共處，現在建議你與周圍的一切建立連結。重要的是要察覺自己與將要踩踏的大地，和即將吸入的空氣之間的能量交流。

　　當在森林裡保持正念時，你會與這個地方的意識產生共鳴，或是如果你偏愛此地的能量，那時候的「綠色魔法」就會顯現出來。此外，在練習過程中，有些動物可能會靠近你，那麼就順其自然並全然體驗這些美好時光。

　　為了實現這一點，邀請你藉由嗅覺、觸覺、視覺、聽覺和味覺與眼前的大自然建立連結，透過這種身心調節學練習的變化，目的是重新連結你所有的感官，以更加清晰地感知你周圍的環境。

　　若要讓你與森林和諧共處，並以新的眼光看待植物的世界，所有感官都是重要的，尤其是觸覺還可以讓你重新與自己的身體建立連結。即使我們並不是處於一個重視觸感的文明，尤其是在最近的疫情之後，認識自己的身體，並接受它的優點和缺點仍然是非常重要的。若你的心靈能夠整合這些路程的益處，那麼請時時牢記：讓你走完整個行程的就是你的身體。

⫻ 連結你的五感

睜眼站立，雙腳與骨盆同寬。最好站在小路上，靠近植被，以便可以很容易觸摸周圍的植物。請確保周圍沒有可能會引起皮膚過敏的植物。

請進行一次簡短的引導，然後自然呼吸，同時環顧四周，看看周圍的樹木、穿過樹葉的光線和顏色的差異。用孩子的眼光看著這片綠地，就像你第一次看它一樣。

重新找回對事物的驚奇感。花一點時間觀察最小的細節，不要離開你所在的位置，最後冥想一下，想想眼睛對於與周圍環境建立連結的重要性。

完全閉上眼睛，繼續這個練習，將全部的注意力放在聽覺上。聆聽周圍的所有聲音，首先是最明顯的聲音，如鳥鳴、風聲和自己步行的腳步聲。聽聽你的鞋子踩在石頭上、樹葉上的聲響，還有依據不同的季節你可能會聽到踩在水坑或雪地上的聲音。

接下來在第二階段，嘗試將不同的聲音分開。例如，專注聆聽鳥的歌聲，並擴大你的聆聽範圍以聽到越來越遠的聲音。若風聲干擾你的聆聽，請盡可能集中注意力。然後，再

次意識到聆聽的重要性及其在日常生活中的益處。保持眼睛閉著，集中注意力於自己的嗅覺，冥想你的鼻子作為嗅覺器官，然後注意周圍所有的香氣和氣味。

慢慢轉身，以感受不同氣味的交替及其變化性，並將它們與某些名字或感覺聯想在一起。

在森林裡，所有的氣味聞起來都很舒服，但它們會隨著季節而有所變化，無論氣味如何都請全盤接受。感受周圍出現的芬多精氣味進入你的身體。冥想它們的好處，以及氣味在日常生活中的重要性。

現在請張開眼睛，繼續重新發現你的感官，透過觸覺與森林融為一體。將泥土握在手中，輕撫樹葉，摸摸樹皮，拿起一塊石頭，讓自己與森林有身體的實際的接觸。專注於這些天然的、有生命的物質，感受不同的質地，透過手掌與它們建立連結。全神貫注於這種漸漸建立起來的特別連結，然後冥想觸覺對於接觸大自然和你身邊的人之重要性。

最後以味覺作為結束。若有可能的話，把旁邊的一片葉子或水果放進嘴裡（請注意必要的安全措施）。如果這對你來說不可能的話，則透過嘴巴吸入空氣，並「品嚐它」，察覺你的唾液以及它對於吃東西和品嚐食物的重要性。

持續進行這個練習，直到你感受到自己有所改變，即使只是一點點的感覺，一種能夠看得更遠、更廣闊的感覺。請珍惜這種感覺，這表示你正在重新連結自己的感官和環境。

回到清醒的狀態，繼續你的行程，留心周遭所看到和感覺到的一切。花一點時間停下來，單純為了聆聽鳥鳴或享受看到陽光穿過樹葉的感覺。若在路上遇到自然界元素，可以使用前面提過的象徵意義來加深你與所在位置的連結。

如果可能的話，可以在靠近水源或聽到水流聲的地方進行下一步練習，想像水流帶走過去困擾你的一切。如果找不到水源，意向的力量也能幫助你達成這個練習。

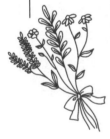

❀ 第4步 / 解放

　　在你藉由呼吸練習來釋放壓力並重新連結自己的感覺後，透過自己的五感與大自然和諧共處。現在你已經準備好更進一步融入幸福感的基本觀念，達到內在的平衡狀態。現在是時候放手，享受當下，並意識到自從來到這片森林以後發生了什麼變化。

　　意識到經過這些初步練習和沉浸在森林後，你會感覺更放鬆。正是這種放鬆的狀態，會讓你檢視當下的生活。由於身處在一個寧靜的環境中，你將能帶著必要的距離感來冷靜思考，找到適合解決你問題的方法。你會感到踏實、充滿自信和樂觀。

▨ 放手，別再胡思亂想了！

　　依據你練習時的季節和地點，建議你以慢慢失去方向感作為開始，以便更能放手。因為正如我們所看到的，心理的放手需要身體的放手才能做到。

　　因為置身於大自然中，建議你注意樹梢以改變自己的視角，從另一個角度觀察你所處的環境，學會以全新的眼光來看待你周圍的世界。

選擇在路途中喜歡的地方，並採取一個非慣用的姿勢來觀看，這樣才能用不一樣的眼光看待這個環境，讓自己以全新的眼光看待周圍的世界。注意觀察不同角度的差異和優勢。若看到了動物，試著想像用牠的眼睛看世界，若你感受到風，試著想像自己是風的精靈，和樹葉一起玩耍。

躺在草皮或地上，觀察身邊的環境；若你有體能的話，就做一個靠在樹上的倒立，或是靠在一棵形狀奇特的樹上；也可以躺在岩石上，以便近距離觀察地面等。

透過這個簡單的練習，讓人意識到周圍的世界可以從許多不同的角度來觀看，它也可以是美麗而有趣的。在這個姿勢中，去觀察那些從未見過的事物。

現在我們來深入探討放手的過程。若你讓自己陷入反覆亂想的惡性循環中，就會更容易受到日常壓力的影響。正如之前所述，放手是學習將事情安置好，然後不再執著於結果，讓事情自然發展。由於心理的放手必然需要身體的放手來轉化，邀請你在這個階段藉由一些練習把過去留給過去，並釋放那些如反芻思考般的干擾性思緒。唯有接受自己的現狀，你才能透過後面提議的反思練習找到適

合的解決方法。

我們大腦在一整天中記錄了大量訊息，而這些訊息在夜間會被大腦清除。但如果我們的睡眠品質不好，大腦就無法正常運作，這些無用的訊息就無法被清理。你會覺得自己想太多，任何細微末節以及不合你意的最微小的反思都會留在你的記憶中，而竟然無緣無故變得很重要。你如果不斷反覆思考，所有事情都會變成問題。正如我們之前所說的，放手就是要讓過去帶走一切對當下不再真正重要的事情或已經無法改變的東西。

這個練習的目的是要讓你釋放這些反芻思考、干擾性的思緒和無用的情緒。

◤ 「葉子落下」的練習

要實行這個練習，你只需要想像每根手指上都黏著一片葉子，每片葉子都代表一個煩惱、一種情緒、一種情況或一個有毒性思考的人。當你晃動手指時，它們會從你身上掉落（在字面意思和象徵意義上），你也擺脫了這些問題。從身體的角度來看，這個動作同時可以讓人擺脫手和前臂可能存在的緊張感，讓人更放鬆。

最好在可以聽到流水聲的地方練習。因為流水能帶走過去所有阻礙你向前行的東西。

先做3次深呼吸，然後開始觀察你周圍的樹木以及樹葉的顏色。想像一下，每根手指末端都貼著一片由樹液黏合的樹葉，每片樹葉都代表一個你想擺脫的主題。花一點時間仔細辨識這十個令你焦慮不安的想法。

站直，雙腳與骨盆同寬，眼睛睜開，看著前方的樹葉。

一邊吸氣，一邊慢慢地向前舉起雙手，手掌朝下，手指像承受太多重量的樹枝一樣垂落。

保持手臂與地面平行，記住你想要擺脫的10個煩人的想法，然後屏住呼吸。

左右搖晃你的手，讓這些樹葉從你的手指上滑落，帶走那些纏繞在心頭的思緒，同時把手臂收回身旁。

當手回到身體旁邊後，讓手臂在一個釋放的吐氣中自然放下來。

保持這種姿勢幾秒鐘，享受這一刻，如果想打哈欠就打哈欠吧。

對同一個主題至少練習3次。可以一直持續練習，直到你感覺到完全釋放為止。之後，可以依自己的需求更換主題。

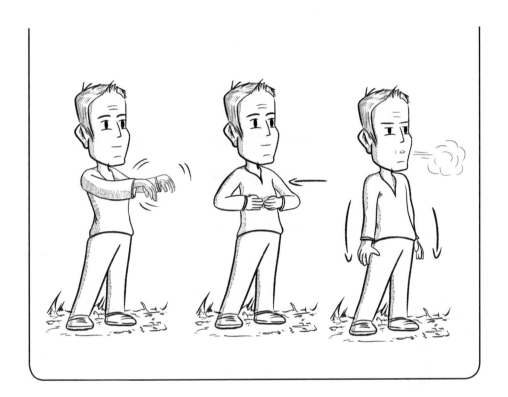

　　為了讓你的練習更加多樣化並有效學習放手,在第6章提供3個
補充練習。可以隨心所欲選擇適合自己的不同練習,將過去綑綁自
己的事情拋到身後。

・釋放圈（P.216）

・放下過去（P.217）

・透過觀想來保持距離（P.219）

為了不要一直沉溺於過去的負面事件，重要的是要懂得如何享受當下。

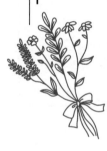

當恢復步行時，要意識到感覺自己從重擔中解脫出來。

若你有注意到的話，自己的腳步可能變得更輕盈、走路聲也更小。

請持續慢慢與大自然以及自己和諧共處。

當你找到一個離主要道路有些距離的地方時，就停下來。

◎ 回到當下

　　為了回到當下，建議你在大自然中練習冥想。在我看來，這是學習回到當下的最佳方式，因為森林、放鬆的天籟和舒緩的特性可以讓人輕易地進入冥想狀態。無論是對初學者或有經驗的人，我們提供的練習都是非常容易完成的。正如我們所見，數千年來冥想一直被用來獲得智慧，或至少讓承受過度壓力的頭腦冷靜下來，這樣可以避免壓力占用太多腦容量，以及過度放大問題的嚴重性。此外，它還可以幫助你學習在任何情況下保持冷靜，結束反覆思考和自我貶低的感覺。若你不習慣冥想，或者覺得難以控制你的思緒，請安心，冥想是每個人都觸手可及的練習。出於這個原因，建議你開始進行冥想式的行走，因為當我們處理身心連結時，最簡單的事情總是效果最好的。

　　即使自路程開始以來你都以一種緩慢而有意識的方式步行，現在建議你更深入探索這種行走方式，讓你自己沉浸在我稱它為「當下的沐浴」中，繼續走幾公尺。

全然覺察自我和環境的行走

請找個不會被其他健行者或行人打擾的地方。先站好，雙腳與骨盆同寬，身體和頭挺直。保持眼睛微微睜開，面對前方的小徑。保持自然呼吸。

留意身旁的樹葉、石頭和腳底下的土地。連結大地的能量，然後在原地開始練習走，分解步行的動作。感受腳跟抬起、壓力在腳掌上，再回到腳跟。先左腳再右腳。

意識到你的腳、小腿、大腿的移動方式，並感受骨盆隨著步伐而動，以及所有在行走時開始活動的肌肉。意識到自己平靜而自然的呼吸。

同時也請意識到你身邊的一切，包括聲音、陽光或風在皮膚上的感受、顏色、氣味……專注於所有這些感覺，直到你置身於一種特別的狀態，接近之前已提過的意識轉換狀態，催眠治療或身心調節的狀態[27]。

---

27 說明：透過同時引起至少四種感官，讓我們進入一種介於清醒和睡眠之間的阿爾法（Alpha）狀態。這種狀態類似於P.147所提到的「意識改變狀態」，是身心調節師或催眠治療師在治療時使用的一種狀態。這種狀態非常愉快且無害，但完成後請花一點時間從中走出來回到現實。

　　請在原地做這個步行練習，持續幾分鐘，在這段時間去細細感受肌肉的每個動作。

　　同時也要意識到，能夠「簡單地」行走的幸福和特別體驗。

　　現在邀請你重新活動身體，並慢慢走幾公尺，同時讓自己的呼吸與腳步保持同步。

　　吸氣時右腳向前，接著吐氣時帶回左腳，吸氣時左腳向前，吐氣時帶回右腳，重複這些動作，慢慢步行。

　　每一步都感受腳底下的大地，以及從大地散發出的能量或溫暖。同時留意自己的鞋子踩在地面時所發出的聲音、森林中的天籟，以及你的感受和感覺。

　　漸漸地，你會感到自己與環境完全融為一體，彷彿被包圍著。除了此時此刻，其他一切都不重要。任由自己沉浸在與森林融為一體的氛圍中，放下所有偏見或信念：沒有人會評判你。

　　請接納與你周圍的樹木和植物合為「一體」。此時，你不再是置身於森林中，而是你本身就是森林！請意識到自己是所謂的「生命」的一部分，順其自然沉浸在大自然提供的「當下的沐浴」中。

這次的行走不僅能讓人體會幸福就在當下，還能持續改變你對大自然的看法。

了解我們並不是「在自然界中」，而是它不可或缺的一部分。帶著重要的覺醒尊重大自然，一旦回到城市裡，以更負責任的態度對待它。在此提醒你，這些路程的目的不是讓人與社會隔離，相反地，是要透過大自然的協助，學會在社會中生活得更好。

為了讓你的當下練習更加豐富，我在第6章提供3種補充練習，你可以依據自己的心境和專注力輪流練習。

· 專注於自然物件（P.224）

· 樹的練習或站樁（P.226）

· 冥想你的呼吸（P.228）

在開始培養樂觀心態之前，請先在筆記本寫下或在腦海中意識到你當下的感受。可以先問自己這兩個簡單的問題。

· 是否感覺比行走前更放鬆？

· 這種身心放鬆的徵兆是什麼？

我曾提到，人類當前的需求之一是找回驚奇感，以對抗一個往往過於商業化和令人不安的世界。接下來這個內心之旅將帶領你找回正向思考的方式。

◈ 找回你的樂觀心態

正如我們所說，在一天結束後，人類的大腦更容易記住一天中發生的負面事情，而不是正面事情。因此，訓練大腦也能夠察覺所經歷的事情中美好的一面是很重要的。不要低估困難，而是承認、接受它們，並以新的視角來面對，以明智和適當的方式來反應。

就像所有事情一樣，樂觀和正向的態度是可以培養的，我想現在你已明白森林是培養它們最好的地方。在這樣一個讓大腦能自然而然休息的環境中，觀想可以幫助更快速融入並發揮更好的效果。

◈ 重新喚醒正向的回憶

為了練習這種喚起你對過去的正向回憶之觀想，請找個地方坐下來，保持背部挺直，以保持身體的活力，避免打瞌睡。從自己過去的愉快時光中汲取靈感，將這些經驗帶入腦海中，可以提升正向刺激並增強你的樂觀心態，卻不會忽略我們需要在返回之前解決的問題。大自然的色彩和舒緩的聲音會加強這種心理練習的效果。

請坐直，雙膝靠攏。閉上眼睛，深呼吸3次，再進行一次引導。

然後將注意力放在過去的某個時刻或事件上，那時你聽到了令人愉悅的、鼓舞人心的話語，得到了讚美、祝賀或愛的表達，這些話語讓你感到非常愉快，並在你心中產生一種滿足或驕傲。

讓這些回憶自然湧上心頭，慢慢來，不要急。

若在腦海中出現許多美好時光，就讓它們全部湧現，然後選擇那個帶來最多正向感受的回憶。

請仔細觀想這個場景，無論是與你在一起的人，還是場景所在的地方，都要盡可能詳細呈現。同時回想與這個時刻相關的氣味，也許是像目前在森林裡聞到的大自然氣味。

盡可能忠實地再現當時的情景。如果是某個人跟你祝賀，請記住他的笑容、目光和話語。

然後關注當時你的身體感受。請回想當時你所感受到的自豪、愉悅或感激之情。當這些感覺再次在你身體出現時，請吸氣，暫時停止呼吸，然後慢慢吐氣，以重新將這種感覺扎根於你的內心。

最後露出微笑，再睜開眼睛，回到清醒的狀態。

　　可以多練習幾次。每當進行這種觀想時，你都能透過回想曾經歷過的愉快感受，在心理錨定更多的樂觀心態。

　　隨著你的路程，為了讓你樂觀心態的練習增加變化性，我在第6章提供了3種補充練習的方式。如此一來你就可以輪流進行這些練習，以便更好地融入其中。

・融合正面情緒（P.230）

・創造並融入個人咒語（P.233）

・創造自己的正向儀式（P.235）

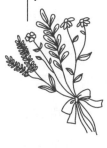

當你覺得準備好時，就可以回到大自然中繼續森林浴。讓你的腳步指引你前進。在返回之前，牢牢鞏固從整個森林浴過程中獲得的好處和收穫。邀請你把握當下所處的寧靜狀態，重新檢視目前的生活狀況，若需要就進行必要的調整。

找個適合進行內省的地方停留。一個既明亮、有生命力又能提供保護的地方，在那裡可以輕鬆用筆記本記錄。

░ 如果你藉此機會檢視自己呢？

我們在生活中都可能會面臨許多情緒的波折，像是被解僱、失業、分手、生病、喪親、對職涯的反思、工作倦怠等，這些變化所帶來的情緒負荷往往讓人難以應對。

然而我們必須找到往前邁進的解決方法，同時確保不要忘記過去的錯誤，並接受它們，把它們轉化為力量和未來美好生活的基石。

從孔子到邱吉爾等許多名人都曾說過一個類似的觀念：**若你忘記過去，注定會重蹈覆轍**。這點對於工作倦怠症特別真實。受到這種症狀困擾的人，如果繼續像以前一樣、不改變生活方式，那麼肯定會再次陷入有毒壓力的惡性循環。

改變確實讓人害怕，所以我們往往寧願留在一個不適合我們的情況中，卻不願意為了符合我們的新志向而冒險去發展。

定期回顧檢視你的生活，可以讓自己重新專注於核心問題，避免在一個問題上打轉，一再地重蹈覆轍——遇到一樣有毒性思考的人、面對同樣令人焦慮的情況、重複同樣的失敗等——定期提出正確的問題以自我詰問，可以預防並及時化解這些永無止境的循環。

在這種情況下，預防是幸福的一把鑰匙。事實上，從簡單到大膽的調整都是可以事先著手的，為什麼非要等到生活發生意外才採

取必要的調整？我們經常因為害怕面對問題而退縮，因而讓局勢惡化並變得更加令人擔憂，然後才去反應，但往往為時已晚。

　　預防是中醫的基礎和長壽的祕訣。此外，在傳統的中國，只要病人身體保持健康，醫生就會得到報酬；若病人生病了，錯誤歸咎於醫生，認為醫生沒能維持病人的身體平衡（通常身居高位者才有私人醫生），病人就不再付費。

　　對我們身體健康有效的東西，也同樣對我們心理健康有效。預先處理問題或在問題失控之前找到解決方法是智慧的表現。

　　成功的人和那些看起來總是失敗的人有什麼區別呢？就是他們會定期重新評估自己的行為，以了解目前的情況。這讓他們可以發現是如何讓自己受到或不受到他們所經歷幸運或不幸的事件所影響。事實證明，行走在樹林中並享受芬多精和寧靜環境的好處時，我們會對日常事件有更好的直覺和更清晰的視野。這就是為什麼我要建議你成為自己的教練，在森林裡問自己正確的問題，但在成為自己教練的過渡期間，可能需要與你選擇的專業教練一起練習。

　　現在你的身體和心靈彼此已更加協調，你也更有能力辨別並檢視目前的生活狀況了。所有的條件都已具備，你可以專注於內在的答案。需要設定新目標或需要改變嗎？由自己掌握主導權，澄清需要澄清的問題。

找到一個你感覺舒適的地方，可以是一個充滿能量的地點，河邊或湖邊，坐下來回答第一個問題：

「你喜歡自己的生活嗎？」

若答案是絕對的肯定，那就繼續保持這種狀態，感恩並珍惜當下的幸福。享受周圍的美麗景色，沉浸在森林浴的快樂中。在繼續前進之前，請將先前練習帶來的放鬆感在心中扎根，準備進入下個階段的重新連結之道。

若答案是否定的，那就留在原地，同時欣賞周圍的環境，進行這個簡單而非常有效的練習，找出自己想要什麼，並將自己平靜地投射到或近或遠的未來。

你到底想要什麼？

　　請拿出自己的筆記本，畫2個直徑約10公分的圓圈。在第一個圓圈裡，直覺地畫出你現在的生活，使用像「卡蒙貝爾起司（camembert）」的圓餅圖並依據大約的占比來切割生活比例（例如：15%社群網路、5%文化活動、50%工作、20%壓力、10%私生活）；累加總和為100%。

　　然後在第二個圓圈裡，以同樣的方式，以自己的「理想生活」為發想來畫圓餅圖（例如：30%工作、30%私生活、10%旅遊、10%文化活動、10%社交、10%進修）。

　　然後回答以下6個問題：

・兩者之間有很大的差異嗎？

・可以做些什麼來改善現狀？

・需要如何改變現在的生活，來滿足你對「理想生活」的需求和渴望？

・可以在今天和未來實際採取什麼行動？

・需要哪種能力才能從現在的生活轉變到你期望的生活？

・是否想設定目標，並規劃其實現步驟？

　　要相信自己，你內心擁有的答案比你想像的更多。柏拉圖曾經在這方面肯定地說過：「若我們問對問題，人們就會自己發現每件事的真相。」現在是相信你的直覺的時候了。

　　若有答案浮現的話，那就給自己設定目標，這樣就可以在返回的路上將計畫扎根。

　　作為教練，我建議利用這個寧靜的地方來思考一下我們當今社會最常見的主題，這是開始思考如何更加平衡地過日常生活的一種方式。這些問題只是反思的開始，若你有興趣，可以在參考書目中找到關於每個主題的書籍建議，以進一步探討每個主題。在下次進行重新連結之道時，只需帶上你的資料，一旦到達這片綠意盎然的地方，就可以開始練習。

　　建議你每次只選擇一個主題，避免分散注意力。專注是所有思考的成功關鍵之一，即使在大自然中也是如此！

　　建議先從當今社會的一個主要問題開始：壓力。

﹍ 壓力

　　我們已討論過壓力如何運作，以及它如何對身心產生正面或負面的影響。在大多數情況下，壓力可以定義為你的環境向你提出或強加的要求，與你認為自己擁有的處理能力和資源之間的落差。在

真正失衡的情況下，這種情況將被視為壓力。為了開始思考解決方法，建議先保持冷靜，再評估自己對這種情況有多大的影響力。

░ 辨識你的壓力並找到「更幸福健康」的行動

從私生活或工作領域中選擇一個壓力來源的情境。

然後拿起你的筆記本，畫兩欄。

第一欄，寫下你可以採取行動的所有面向——因為它們取決於你。

第二欄，寫下你無法採取行動的所有面向——因為它們不取決於你。

我們可以採取行動的面向，即使是很微小的行動，也往往比我們想像的更重要。

繼續逐一檢查第一欄中寫下的所有要點，並依據自己的需求看看如何採取行動。

然後在第二欄中定義「更幸福健康的行動」並修正自己以適應它。這將有助於減少這種情況的壓力影響。

例如：在通勤上花太多時間，而讓自己筋疲力竭嗎？可以嘗試以下方法：改變交通方式、調整工作方式、搬家改變住所等。

　　大自然為你提供一個理想的思考空間，以助你找到具體的解決方法，所以請花時間靜下心來好好思考。壓力不是無法避免的，即使解決方法並不總是容易執行，但的確有解方。這一切都取決於你的動力。

　　在我看來，重要的是保持或找回生活的平衡。由自己有意識地做出選擇。

　　為了讓你的反思更加多元化，在第6章提供了5個最常在教練輔導過程中被提及的問題。這樣你可以依據當前的需求，選擇要思考的主題。

・自信與自尊（P.236）

・情緒（P.240）

・改變（P.242）

・動力（P.246）

・睡眠（P.247）

在踏上回程之前，根據自己的覺察，建議
你繼續多走幾分鐘，唯一的目的是享受大
自然的益處，或者在需要時重複進行一個
或多個練習。

當你覺得時間差不多了，就折返吧。

再次強調，請相信自己的直覺。若要穿越
整片森林，在走到一半的時候就要開始考
慮回程。

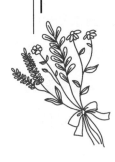

✽ 第5步 / 融入

░ 將路程中的正向變化向下扎根

　　在森林中的沉浸體驗，最棘手的部分不是前往，而是返回，因為人們很容易陷入這種有點「不真實」的幸福狀態。面對重新回到城市的喧嘩、交通擁擠、數位連線和可能的煩惱，都會讓人覺得困難重重。正因為如此，我認為在沿途行走的過程中，這個第五階段是最重要的：融合你在身體和心理層面所經歷的變化。透過這個過程，你已經獲得或發展了一些能力，回到家中後可以用這些能力生活得更好，並以不同的方式管理壓力來源，這些壓力在手機重新連線後肯定會再次出現。在這個階段使用觀想或手勢進行扎根練習，對平靜地回歸日常生活很重要。

　　錨定（anchoring）的概念對你可能很陌生；然而，大腦每天都使用它，甚至大部分的時間自己都不自覺地使用。最常見的錨定例子之一是：一首伴隨你度過非常重要時刻的音樂。每當再次聽到這個旋律，就會立刻重新沉浸在那個自動浮現的回憶。無論回憶是最近的還是久遠以前的，大腦都記下了。只要這個信號（無論是嗅覺、味覺，還是聽覺）傳達到大腦，它就會觸發相同的刺激，讓你

可以獲得這些訊息。

接下來的練習，將引導你在需要時找回當前你在森林中的這種平衡狀態，以便日後降低對壓力的敏感度。完成這些練習的次數越多，這種平衡狀態在你身上的表現就越明顯，並將引導你的情緒狀態真正地轉變。

融入你的「資源意象」

在重新連結之道的路程中，你可能會特別被某個地方的能量或美景深深打動。你可以經由創造這個地方的「資源意象」，將這些感受帶在身上。在日常生活中，這個意象對你很有用，可以在無聊或不愉快的時刻（擁擠的通勤車上、漫長而不舒適的旅程、無趣的會議等）讓你在精神上「逃脫」並保持冷靜。在因為工作或生活不允許你前往的時間點，可以滿足你所有想去的他方。

藉由觀想，有可能在心理上回到這個地方，意識到它實際上只有幾公里之遙，並再次享受其益處。即使沒有離開你所在的地方，也可以找回同樣的身體感覺。在下次進入森林前的期間，在身心健康專業照護的療程裡你也可以使用這個意象。

為了錨定資源意象，邀請你再次運用自己的感官和感受，在最能觸動你的地方停留。已經完成的感官練習將對你非常有幫助。

進行一次引導，以便對自己的感受更加敏感，並依次運用每一種感官，以將這個地方深深錨定在記憶中。

從觀察所在地點的每一個細節開始：植被的顏色、地形或岩石（如果有的話）；專注於視覺。

觀察，就像想要在腦海中畫出這幅風景。

然後閉上眼睛，感知周圍所有的聲音：風、樹葉、自然或非自然的聲音；專注於你在這個地方感知到的所有聲音。

保持眼睛閉著，注意從這個地方散發出來的每一種香氣：專注於只在這個地方才能感受到的氣味。

最後，睜開眼睛，並（在採取所有必要的預防措施下）觸摸或品嚐周圍的植被，不要離開你所處的狀態。

意識到自己的情緒，在當下感受平衡並找到自己的位置。同時運用所有的感官來完成對這個資源場所的錨定。

深呼吸並輕輕吐氣數次，將這個地方及其散發出的正向感受刻入你的記憶深處。透過讓身處這個地方的喜悅感增強，來擴展這個時刻。

完成後，回到呼吸並閉上眼睛，觀想這個地方，並確認它已經深入你的心裡。若要使用它時，只需在深呼吸中觀想它，無論身處何處，都能在情感上重新連結這些時刻。

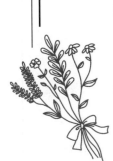

在回程的路上，保持活在當下的心境，以緩慢且自覺的步伐行走。然後找一個讓自己感到被大自然保護的地方，一種綠地的「繭」，一個你總覺得太早離開的地方，在這裡練習倒數第二次的觀想。

如何運用你在路程中獲得的能力

這種在身心調節學（sophrologie）中稱為「能力的身心調節投射」（projection sophronique des capacités）的觀想練習，將使你能夠在日常生活中正向地運用在路程中所發展的某些能力/資源（如保持冷靜、自信、放手、身體放鬆等）。

慢慢清楚地識別這種能力，然後像你現在已經習慣的那樣進行一次引導。

想像一下，在幾天後你正利用這種能力來克服通常會給自己帶來壓力的情況。

鉅細靡遺地觀想那個場景、氛圍和環境。

看到自己這次很輕易地處理問題。

細細觀察自己；看到自己以不同的方式做出反應，沉著而深思熟慮。

請特別注意在使用這種能力時，自己的身體反應有什麼變化。

看到自己更有信心，甚至更冷靜地處理困難。

在面對這種新的反應方式時，讓正向情緒遍及全身，並享受這樣的成功。

意識到這些新資源已經在你身上牢固地扎根。

然後深呼吸。在肺部吸滿氣時屏住呼吸，將這新獲得的能力記錄在腦海裡。

然後慢慢吐氣，將其融入你整個身體裡。

錨定這些正向感受，讓它們陪伴你直到下一次重新連結的步行。

融入這些感受，回到自然呼吸。

張開眼睛時，意識到返回家中後做好準備，將更有能力在面對困難時保持更好的平衡生活。

　　為了在不同的路程中有多樣化的練習，我在第6章提供了3種補充的錨定練習。你可以依據自己在返回路上的需求和感受來選擇。

・信號手勢（P.250）

・融入平衡狀態（P.253）

・瞄準你的目標（P.256）

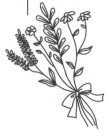

這次植物沉浸之旅現在已接近尾聲，你渴望更平靜地過你的日常生活。繼續慢慢行走，最後一次在森林邊緣停下來。在樹林的寧靜和城市的喧囂之間，選擇一個喜歡的地方。在這個地方，可以開始聽到城市的噪音，同時仍然被樹木環繞，以更好地融入回歸現實的感覺。

在進入最後一個階段之前，停下來稍作休息：意識提升。

❀ 第6步／意識提升

◢◣ 正向展望未來，手機重新連線

在森林漫步或沉浸在植物中一段時間，返回城市後人們常常會有一種不再適應城市生活的感覺。這種情感甚至可能讓人懷念剛過去的時光，從而減弱大自然和各種練習對心理的益處。為了避免這種不良影響，建議在重新連結的道路上以正向的心態展望未來。藉由觀想自己全然平靜地回到城市生活中，你會在心理上延續現在所處的狀態。這種用於身心調節學中非常有效的技巧，是運動員賽前心理準備的祕訣之一。

因此，邀請你察覺在整個過程中所帶來的進步。即使你覺得這些變化微不足道（剛開始時可能會這樣），但意識到並重視這些變化是非常重要的。請將這些變化記在筆記本上，這樣當你再次練習重新連結之道的6個步驟時，就可以比較自己每次不同的感受。

在心理層面（正向思考、動力提升、平靜的感覺、更符合自己的期望、新的目標等）和身體層面（呼吸更飽滿、心率更平和、肌肉更放鬆、步伐更輕盈等）上做同等的練習。現在，可以進行重新連結之道的最後一個練習。

成功返回的觀想

進行一個引導，讓自己進入意識轉換狀態。觀察你周圍的大自然，平靜、安詳、充滿生機，然後閉上眼睛。

現在想像自己在城市中，朝著住所的方向。想像那裡的交通、噪音、氣味。想像你周圍的人們在玩手機或跑步，然後觀想自己平靜地在那裡，好像這一切都無法影響你。

看看自己在這緊張過度的活動中悠然自得地行走。在重新連結之道的步行後，觀想自己的臉平和了、放鬆了。注意臉上露出的淺淺微笑。

慢慢詳盡地觀想這個場景。看看自己今天的打扮。看到自己帶著微笑和平靜地往前邁進。友善地觀察周圍的人。感受到你在這樣喧囂中的平靜，事不關己，好像周圍的壓力都無法干擾你。

享受那不陷入匆忙漩渦的樂趣，慢慢來。想像自己跟一位朋友聊天，聽他／她讚揚你的正向態度和微笑。

感受這股生命力在你體內流動，感覺自己比以往任何時候都更有活力。

若已設定了目標，就讓自己沉浸在實現它的感覺中，並

觀想這種成功的影響。

　　意識到你內心深處發生的變化，讓你更能抵禦外界的壓力，更能專注於自己。

　　然後做一個深呼吸，讓腹部膨脹；屏住呼吸，意識到這種新的生活方式。

　　慢慢吐氣，將這些感覺扎根在你的身體和心理。

　　恢復自然呼吸，睜開眼睛，以全新的方式在城市中生活。

　　正如你所理解的，這種在樹林間漫步的方式也是一種加強身心連結的方法。透過找到適合自己的生活平衡，你的幸福將不再取決於某個地方或某個人。當你更加專注於自己時，也將更能關注他人，而人際關係的品質將會提升並更加真誠。

　　漸漸地，你將放下「表象」，追求「本質」。

　　此時可以重新開啟你的手機，並立即決定將它限制於主要功能：它僅僅是為你服務的通訊工具，而非本末倒置，並練習我在P.149提供的建議。

帶著一種煥然一新和樂觀的感覺走出森
林。

現在就決定下一次植物沉浸的時間。走向
你的住所或車子時，用新的眼光看街道，
享受發現新細節的樂趣。意識到自己更專
注於自身和周圍環境。

等到回家後，再查看或聽取手機上的訊
息：這將是你數位戒斷的第一步。

成功的祕訣在於反覆練習，所以我們很快
就會在重新連結之道上再見。

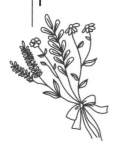

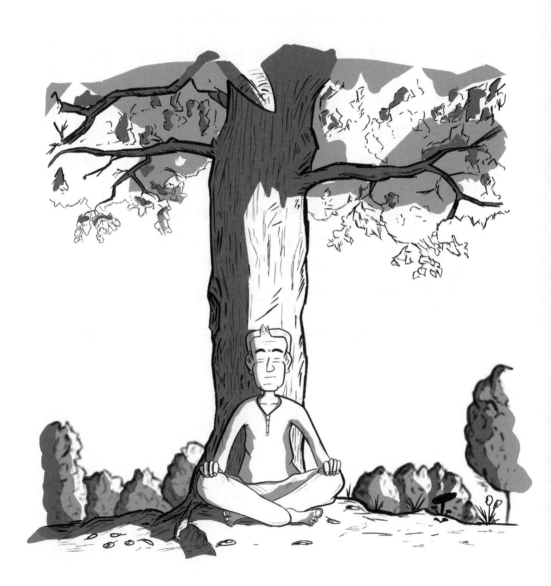

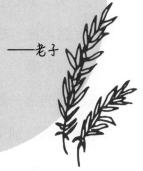

為之於未有；

治之於未亂。

——老子

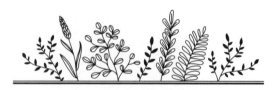

第6章
25種適合你需求的補充練習

這一章將提供一些補充練習，以便增加你練習的變化。為了幫助你重拾身心平衡，讓自己與大自然和諧共處，建議你保持前述6個步驟的順序。請記住，規律練習是身心變化的保證，這將對你的日常生活帶來正向影響。

透過完成建議的第一個重新連結之道練習開始，次數不限，慢慢來不必著急。當感覺到是時候嘗試其他練習時，就可以輪流、變化或增加更個人化的練習。如你所知，每個人在面對壓力時的反應都不同，這也意味著某些動作對你來說可能比其他動作更能發揮作用。

建議你事先練習這些動作的「技巧」，並有一個清晰的概念或觀想的記錄，以便在大自然中更能享受它們的益處。某些練習配有

插圖，以說明動作並幫助你學習。由你來選擇最適合自己的意向和練習。

請聽從自己的直覺，相信自己，並給自己時間。

第2步〔釋放（壓力）〕的補充練習

◿ 釋放你的壓力

- 放鬆脖子和肩膀
- 釋放壓力到大地
- 用腹肌攪動法（Nauli）來緩解腹部不適
- 借助「風中的葉子」來放鬆整個身體

在壓力大的時候，緊繃感往往會顯現在脖子和肩膀部位。此外，經常在桌上使用電腦鍵盤和雙手的不自然姿勢，都會增加肩胛骨的緊張感。若感到斜方肌疼痛，可以接連做我建議的前兩個練習，或可以單獨做這兩個練習。

🖊 肩頸放鬆運動

這個氣功練習是以雙手敲擊你的上背部，用於促進體內能量和血液循環，在西元前190年的中國文獻可以找到它的紀錄。

為了在揮動雙手時更加穩定，建議將雙腳張開，稍微超過肩膀的寬度。讓手臂的動作自然而然產生拍打，其目的當然不是要把自己打痛。這個練習可以讓你放鬆肩頸的肌肉，但也會對肺部產生效果，強化肺功能。例如，可以在感冒時做這個練習。

　　　　站立，打開雙腳，膝蓋微彎。在保持自然呼吸的同時，
以相同的速度前後擺動雙臂，直到雙手一起拍打到上背。

　　跟隨最初的動作，讓身體的擺動自然進行，直到雙手碰
到靠近頸椎兩側的上背部位。

　　透過自然運動逐漸產生越來越舒服的感受。

　　依據自己的感覺練習3至20分鐘。

　　在繼續前進或進行新的練習之前，花一點時間感知你更
放鬆的身體。

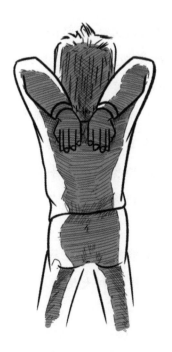

🖋 練習「釋放壓力到大地」

第二個身心調節學的練習，將使用到自己的身體和觀想的能力。它將幫助你達到身體的放鬆，同時有效釋放壓力或雜亂的思緒。

建議在空曠處或直接在原地練習，將你動作所釋放的能量傳送到地下深處。

站在一塊穩定的地面上，頭部保持挺直，雙腳與骨盆同寬。閉上眼睛或保持微微張開。感知地面，感受它的堅固度，想像你腳下地面的深度。

現在深吸一口氣，屏住呼吸，讓肺充滿空氣。

開始用肩膀做一些上下的小動作，同時握緊拳頭。想像一下，隨著每一個動作都會釋放上半身的緊張感，並將它們儲存在你的手中。意識到逐漸積聚在手中的力量，以及肩膀部位產生的放鬆感。

準備就緒後，張開雙手向下吐氣，就好像將所有這些能量連同肺部的空氣一起釋放到大地。

　　回到自然呼吸，保持雙手放鬆放在身體兩側。觀察一下自己的感受。

　　感受到肩膀開始放鬆。意識到你感覺變輕了一些，就像已經把一個過於沉重的負擔釋放到大地。

　　想像這股能量在土地裡擴散開來。

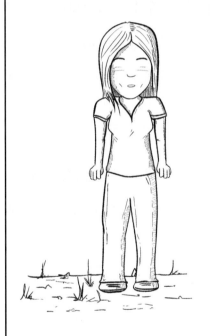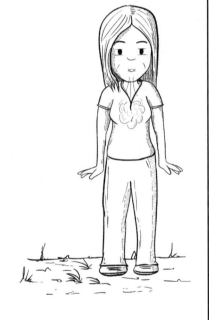

　　這個練習至少做3次。

🍃 用腹肌攪動法（Nauli）來緩解腹部不適

　　壓力經常會導致消化系統問題、胃灼熱或腹痛。藉由對腹部內部器官的輕柔按摩，沉浸於大自然並透過溫和按摩，可減少這些問題發生的機會。這種在身心調節學中發現的技巧是一種在瑜伽中的淨化練習，用於活化我們腹部的肌肉，調節血壓並幫助排除我們身體積累的有毒物質。建議以溫和的方式練習，目的是讓腹部放鬆。

　　這個練習需要在空腹時進行，並且不建議在有懷孕、腎結石或膽結石的情況下進行。

　　在放鬆上半身之後，建議用一個簡單的練習來照顧整個身體，尤其是雙腿。這個練習需要的空間不大，所以可以在任何地方進行，即使在林間小道上也行。

保持站立姿勢，雙腳與骨盆同寬。在享受這種自然界植物的同時，自然呼吸幾次，然後用鼻子吸一大口氣，讓腹部膨脹。

向前彎腰，將雙手放在大腿上，同時吐氣以排空肺部。縮腹，將背拱圓。然後屏住呼吸，並進行規律的腹部收縮和放鬆動作，好像在按摩腹部一樣。

進行5至6次後，慢慢站直，同時吸氣，讓背部恢復原狀。

花一些時間感受腹部的放鬆。

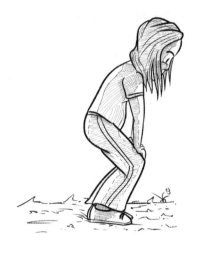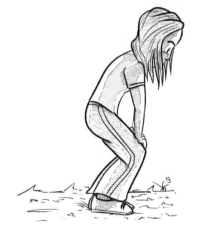

這個練習至少做3次。

🖋 「風中的葉子」練習

　　進入森林後，誰不想在裡面奔跑或大聲呼喊，感受自由的感覺呢？這就是身心調節學要讓你體驗的。放鬆你的身體，毫無保留地釋放所有的壓力。這個練習對腿部也非常有幫助，因為它可以改善血液循環，還能讓人感受到愉悅，甚至可能讓人發笑，正如你所知，笑也是一種放鬆的方法。

　　確認地面是否平整，並確定沒有可能在練習中會讓你絆倒的樹根或石頭。

　　重複這個練習，直到覺得夠放鬆了，然後繼續往前進入第三步，釋放所有的壓力。

站立，雙腳與骨盆同寬，並感知腳下的地面。

保持眼睛睜開，享受周圍大自然的美景。

保持自然呼吸。

開始在原地輕輕跳躍，放鬆整個上半身，包括頭部、脖子、肩膀和手臂。

只要保持腿部的彈性即可安全地練習。

感覺你的上肢像被風推動一樣逐漸向四面八方移動，感覺它們越來越放鬆。

想像自己是一片向四面八方飄揚的樹葉。盡情享受並完全放下自己。

如果出現微笑、甚至笑聲，就讓它自然流露，若想尖叫，就放聲尖叫吧。

改變跳躍的速度和高度，並從這些自然發生而混亂的動作中感受身體釋放壓力的樂趣。

為避免失去平衡，在練習幾分鐘後回到最初的姿勢，並恢復正常呼吸。

花一些時間聆聽自己的感受和身體感覺。

第3步〔重新連結（對自己）〕的補充練習

░░ 呼吸

- 獲得能量呼吸法
- 大口吸氣呼吸法
- 垂直呼吸法
- 交替呼吸法

🍃 獲得能量呼吸法

在行走的過程中，有些地方會讓你感到放鬆，有些地方則可能讓你覺得氛圍更沉重或更振奮人心。這很正常，因為某些地方受到宇宙地球能量的影響，是能量高度集中之處。無論你的信仰為何，都會以某種方式感受到它們。邀請你運用這種能量，透過「獲得能量呼吸法」來讓自己充滿能量，並與你的環境完全和諧共處。

大地的能量可能很強，所以進行這個練習時要適可而止！

找一個你感覺有特殊能量且讓你感到愉快的地方，在它的中心處站立，雙腳與骨盆同寬。

閉上眼睛，稍微進行一下引導，以更加意識到自己即將感受到的事物。

首先，讓雙手沿著身體兩側自然垂放，專注於你腳下的這股力量。

將手掌向上移至前胸部位，分4或5個連續步驟進行，每次移動時都輕輕的吸氣。每次吸氣時，感受能量從地面升起，逐漸進入你的身體。

你可以賦予這股能量顏色，或觀想它以樹液的型態逐漸流遍你整個身體。

在每一次吸氣和雙手的微小移動中，感受這股正向能量充滿自己的身體。想像每次吸氣都代表一個新的步伐，讓你抵達肺部頂端。

當完成吸氣動作，雙手到達前胸部位時，將掌心朝下，手掌向下移動，同時輕輕吐氣，將這股能量傳遍你的身體。

將手放回大腿兩側，觀察幾秒鐘這來自大地的上升能量所產生的影響，若有需要，請睜開眼睛。

只要覺得舒服，就可以重複練習，然後透過動動手和頭，慢慢回到自己的身體。

✿ 大口吸氣呼吸法

當來到一片綠意盎然的森林，讓人感覺呼吸更暢通時，我們最喜歡做的一件事就是「大口吸氣」。讓肺部充滿這新鮮空氣，讓人立即感覺更健康、更純淨，因為樹葉有過濾細微顆粒物的作用。

這次建議使用胸式呼吸來讓肺部充滿空氣。在練習胸式呼吸以吸收芬多精的好處之前，邀請你先做個簡單而快速的動作，以打開肩膀並釋放胸部的緊張。

為此，請找到一棵自然而然吸引你的樹，並進行以下的練習。

面樹站立，將右手放在樹的右邊，與肩胛骨同高，手肘稍微彎曲。

然後保持手在同一位置，手肘保持相同的姿勢，不要聳肩，將自己轉向左邊。

保持這個伸展動作大約一分鐘，然後在另一側重複這個動作。你會感覺肌肉有些拉扯，這是正常的，但不要讓自己感到疼痛。

這個動作的目的是伸展你的胸大肌，更能享受接下來的練習。再次強調，要聆聽自己的身體和感受。

　　為了繼續進行胸式呼吸，現在請你面對這棵樹，或根據我們在P.37提到的，以植物的特性來選擇一棵樹。面對這棵樹進行深呼吸，將使這棵樹的特性更容易滲入你的肺部，從而讓你受益。

站立，雙腳與骨盆同寬，脊椎保持挺直。

　　將握緊的拳頭放在胸骨上，深吸一口氣，同時張開雙臂，讓肺部充滿空氣。

　　在張開雙臂的過程中，逐漸張開雙手，最後完成一個完全敞開的姿勢。意識到所有的芬多精進入自己的身體，幫助身體。然後吐氣，同時將雙臂收回胸前，緊握雙手，將這股能量融入身體。

　　在胸骨處保持這個姿勢片刻，以體會在這個動作後所感受到打開的感覺。

　　雙手放在心輪的位置，如果你願意，可以對當下所經歷的一切心存感恩。

　　至少做3次練習，每次呼吸時感覺自己更加充滿活力和能量。

.

🖊 垂直呼吸法

　　這種源自氣功的呼吸法是我最喜歡的一種，因為它同時能有效活化身體的肌肉張力和呼吸能力。這種方法來自少林寺的訓練，始於佛教傳入中國的時期。它有助於對抗肺部的慢性疾病，活化血液和能量循環，使其流向四肢末梢，並促進消化。氣功大多在戶外練習，以吸收大自然的能量，所以請享受你所處的地方進行這個練習以恢復活力。這個練習比其他呼吸方式需要更多的訓練。

　　請找一個平坦的地方，這樣在彎腰時才不會失去平衡。

　　每天練習是成功的關鍵，所以可以每天早晨進行這種呼吸練習，以喚醒你的生命功能，並在兩次置身於大自然之間做平日練習。練習得越多，越能感覺全身發熱以及指尖發麻，這是你進步的表現。

以自然的姿勢站立，身體放鬆，雙腳與肩同寬，雙手垂放在身體兩側。

微彎手肘，吸氣的同時將雙臂舉過頭頂。

手指保持放鬆。

當雙臂完全向上時，吐氣的同時彎曲膝蓋，將雙臂在身前放下來。在放下的過程中，注意保持上半身挺直，不要向前傾斜。吐氣結束時，膝蓋彎曲，腳跟不要抬起，雙手放在身體兩側。（這個姿勢在亞洲很常見，但可能需要一些練習才能掌握。）

進行這個練習3至4次。若在早晨或晚上練習，建議使用較慢的動作配合深長且柔和的呼吸。若在白天練習，動作越快，越能感受在體內流動循環的能量。

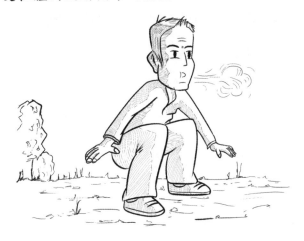

🍃 交替呼吸法

這種呼吸方式是調息法（pranayama，呼吸訓練）的基礎，可以平衡身體左右兩側的能量流動。這種呼吸方式慢且在兩個鼻孔之間交替進行。要與自然環境保持和諧，必須自己與身體和諧共處，這種呼吸方式可以幫助你實現這個目標。它有助於提升專注力，促使人回歸自我並為冥想做好準備。它還有助於恢復大腦兩半球的平衡，使得情緒和可能因挫折而阻塞的生命能量得到更好的管理。

練習這種呼吸時，建議找一個可以坐下或用蓮花坐姿（盤腿坐）的地方。重要的是要讓自己感覺舒適並始終保持背部挺直。可以靠在一塊石頭或一棵樹上來幫助自己坐直。

在此呼吸期間，聆聽自己的身體是很有用的。若屏氣時間對你來說太長，請找出自己的節奏。

在充滿對自己有益的分子之環境中，練習生命的氣息絕非小事，所以請慢慢來。

採盤腿或自然坐姿，背部保持挺直，將左手放在左大腿上，閉上眼睛。

自然呼吸。

用右手大拇指堵住右鼻孔，然後從左鼻孔吸氣2至3秒。

在吸氣結束時，用無名指堵住左鼻孔，同時抬起大拇指釋放右鼻孔，然後從右鼻孔吐氣；然後通過同一個右鼻孔吸氣，用右手大拇指重新堵住右鼻孔，並通過抬起無名指從左鼻孔吐氣。

重複約20次。

在結束時，花一些時間來確認自己的感受，可以在心中或在筆記本上記下來，這樣就可以了解每次練習之間的進步。

第4步〔解放〕的補充練習

▨ 放手，別再胡思亂想了

- 釋放圈
- 放下過去
- 透過觀想來保持距離

✎ 「釋放圈」練習

　　這個練習在氣功和身心調節學中都有，其目的是讓人從過去的束縛中釋放出來，擺脫無謂的後悔和無盡的反芻思考，同時持續讓你放鬆。一旦擺脫這些負面情緒，它將幫助你充滿正向能量。

　　進行這個練習時，最好選擇一個空曠的地方，或可以在橫向伸展時手臂不會碰到周圍植被的場所。

站立，雙腳與骨盆同寬，緊緊扎根在地面上。保持手自然垂放在身體兩側，依據自己的喜好，選擇眼睛保持睜開或半開。

深吸一口氣，然後屏住呼吸。

將全部注意力放在骨盆上，以保持其穩定和不動。

慢慢地橫向旋轉你的肩膀，同時保持手臂完全放鬆。

漸漸地，在肩膀的驅動下，手臂開始輪流律動，在你周圍形成一個圓圈。

讓手臂自然畫出一個圈，無需特別的意向，只需放鬆。若天氣晴朗，你可以仰望天空，感受正在發生的釋放。

若你很難放鬆手臂，不知如何引導動作，請專注於周圍的樹木，讓你的手臂自主旋轉。

意識到自己的手臂越來越放鬆。現在想像所有的煩惱或困擾都透過指尖被扔到遠離你的地方。

觀想它們在體內的路徑一直到手，然後盡可能將它們遠遠地排出體外。感受放手正安頓在你身上。

當覺得自己已釋放時，將注意力放在手臂圍繞你形成的圓圈上。

　　將它觀想成一個充滿善意和正向的空間，在那裡沒有任何不愉快的事情會影響你。

　　一旦擺脫負面情緒，現在你就能讓自己充滿正向能量。可以想像用周圍植物的綠色或代表積極和寧靜的顏色填充這個圈圈。

　　意識到此刻安住在你內心的寧靜感。

　　最後，吐氣並讓手臂回到身體兩側的初始位置。

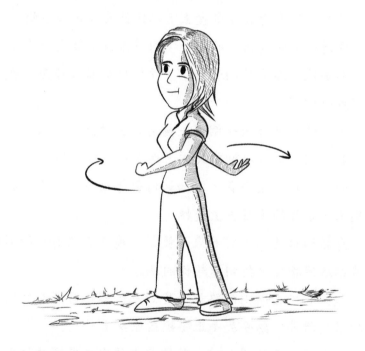

　　在運動過程中須注意不要過度用力地屏住呼吸。

　　結束後，依自己的感受再重複練習。

🖋 放下過去

　　這個練習將幫助你趕走令人焦慮的想法，用正向而激勵的想法取而代之，讓你更平靜地往前邁進。

　　雙腳與骨盆同寬站好，眼睛睜開。找出一個屬於過去但你卻無法擺脫、令你焦慮的想法或主題。用一個正向的想法來替代它。

　　例如：令人不愉快的反映和讚美，懷疑和能力，壓力大的情況和平靜的情況等。

　　接著用鼻子吸氣，同時鼓起肚子，抬起左臂，拇指向上伸直，直到與視線保持水平。將這個引起焦慮的主題或想法放在拇指上（如果有幫助的話，想像一下上面貼了一個標籤）。

　　屏住呼吸，拇指慢慢向左移動，眼睛注視著它，看著它逐漸消失在你身後。當手臂無法再移動時，吐氣讓你的手臂沿著你的身體正常落下，然後轉頭回正，讓它回到原來的位置，眼睛看向前方。繼續想像這個想法消失在你身後，並從你的腦海中消失殆盡。

　　現在專注於正向思考或能力。再次用鼻子吸氣，同時鼓起肚子，抬起右臂，拇指向上伸直，直到與視線保持水平。

　　將你的正向思考放在右拇指上，屏住呼吸，然後將拇指慢慢靠近前額中間，同時專注於你的意向。

　　當你的視線因拇指接近而變得模糊並且令你不舒服時，請閉上眼睛，將拇指放在眉心間，然後慢慢吐氣，同時讓拇指沿著臉和身體向下滑落，將這個正向思考或能力融入整個身體和當下。

　　結束時，依你的感受而重複練習。

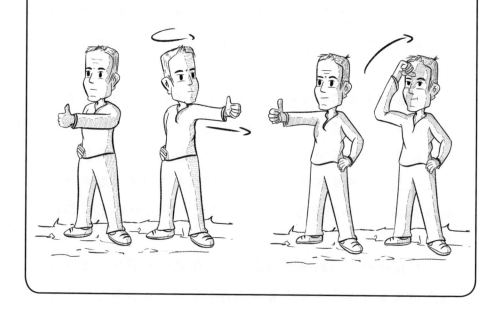

　　在專注於某一特定主題後，可以重複進行這個練習，以釋放所有的負面思考，並用正向的想法取而代之。請永遠記住，想法對我們的行為和心理所造成的影響。

透過觀想來保持距離

正如你之前讀到的，觀想是一個必要的夥伴，能讓你從某種情境中拉開距離，並找到最好的解決方法。建議你從這段文字汲取靈感，讓自己進行一次心靈的放手（建議在初次練習這個觀想前，預先錄音或請別人錄音觀想導引，以更可以在路程中練習）。

為了達到最佳效果，請在森林裡選擇一個可以躺下或坐下觀察樹梢，且不會受到干擾的地方。

讓自己盡可能舒適地待在你選擇的地方，看著樹梢和天空，並深呼吸 3 次。感受周圍大自然的寧靜。

察覺你身體正在放鬆，並享受這個充滿植物的環境帶來的好處。眼睛睜開，聆聽周圍的聲音，並觀察在視線中的植物。感受到一種溫暖的柔和感覺，讓身體放鬆，感覺越來越平靜。你雖然沒有睡著，但肌肉越來越放鬆。

在這種情況下，閉上眼睛並進行一次引導。

然後開始細細觀想自己的身體、臉以及周圍的樹木和植物。接著，就像攝影機越拉越遠的鏡頭一樣，漸漸感覺自己越來越高，觀想著離自己最近的樹頂、樹叢或空地、森林，

以及森林所在的地區，感覺自己越來越遠也越來越輕，就像乘坐熱氣球一樣越來越高。

感受這種自由的感覺，像鳥一樣自由地漂浮在空中。請詳細描述你所在國家的輪廓，並以愉快的方式繼續上升。

感覺你越來越輕的身體漂浮在空中，並在你現在處於失重狀態時享受觀察大地、森林和海洋的樂趣。繼續上升，逐漸在你周圍發現色彩鮮明的星星和星雲，與浩瀚無垠的黑暗和星星的閃耀形成鮮明對比。感受到一種幸福感和超然的感覺。感覺自己從所有的煩惱中飄走。

把頭轉向這個星球，你的星球，想像自己能夠去到所有你想去的地方。探索未知的小徑、原始森林、清澈的水源、座落在神聖山谷中的寺廟、千年古樹，感受回到這個你可以用手臂和思想環繞的綠色和藍色球體的渴望。

吸一口氣，讓大地至今仍擁有的所有美麗和溫柔充滿你的身體。然後慢慢吐氣，好像要將這種輕盈感傳遍全身。

現在，讓自己平靜地返回你所在的地方。看著地球逐漸靠近你，詳細描述大陸、國家及其森林的輪廓，然後是你進行重新連結之道的國家，以及所在的地區，重新走過你來到這棵樹前的道路，就像一位才華洋溢的電影導演一樣，重建宇宙與大地、宇宙力量與地球力量之間的連結。

回到你所在的地方，慢慢愉悅地重新擁有你的身體。先動動腳，然後動動手，慢慢擺動身體，睜開眼睛，看到這片

環繞著你的森林，以及從中散發出來的寧靜。

花一點時間從這趟旅行回來，並寫下自己的感受。

在這次放手的觀想後，邀請你繼續前行，充分享受當下時刻，並保持這種幸福感。

▨ 回到當下

- 專注於自然物件
- 樹的練習或站樁
- 冥想你的呼吸

✎ 專注於自然物件

　　這個練習是實踐一種將注意力集中在中性物件上的冥想。在日常生活中，我們很少有人有時間冥想，以防止在辦公室的工作環境以及與身邊同事引起的壓力。這個練習能讓你迅速減輕壓力，只需專注於周圍一個無足輕重、不會引起任何特定情緒的物件。藉由學習專注於這個中性物件，將使你的思緒處於「中立」狀態。專注於對自己來說無關緊要的物件，大腦將不會觸發任何特殊的情感，這樣就可以迅速在所經歷的壓力情境中保持距離。在森林中用一塊石頭、一段木頭或觸摸樹皮來練習，你將學會如何在日常生活中運用這個非常有用的專注工具。要知道你越保持專注，周圍的壓力就越無法影響你。

　　做這個練習時，請保持眼睛睜開，並在周圍選擇一個你不會想與它建立任何情感聯繫的自然物件。

避免選擇因顏色或形狀而吸引你的石頭或木頭，而是選擇你在身旁看到的第一個物件，並透過精確詳細描述來專注於它。

把它拿在手裡，把所有的注意力都集中在上面：有沒有顏色變化？在哪個部位？它的材質是什麼？是否均勻？這個物件是光滑還是粗糙？閉上眼睛專注於它的形狀。

也可以聞一聞它，讓自己沉浸在森林的自然氣味中。

專注於它，就像那一刻再也沒有其他事物存在一樣。

持續幾分鐘進行這個練習。

寫下做這個練習後的感受，看看你如何與所有其他想法保持距離。回家後重複這個練習，並將它融入你的職業生活中，以便在有壓力的情況下隨時派上用場。隨著練習，你將能夠越來越快集中注意力，放下令人焦慮的想法，並能重新以新的角度看待事情。

🍃 樹的練習或站樁

樹自古以來就代表穩定與智慧，它存在於所有與身體相關的哲學中。作為一個練習氣功（醫學）的人，在這裡介紹我用於熱帶雨林中的練習之道，與大自然和周圍能量連結的版本。這個練習將幫助你身體的各個部分促使生命能量（氣）的流動，有助於你調節情緒，加強錨定以及身心相繫。活在當下並不意味著沒有任何感覺，而是知道接受現狀。

在這個姿勢中，探索「靜止運動」的概念。事實上，一棵樹看似靜止，但樹液在其中流動，訊息透過它的根部傳遞，風吹動它的葉子和樹枝，諸如此類。

邀請你做同樣的事情：不要主動移動你的身體，就讓生命能量自然而然穿越它，並體驗所發生的事情，例如打哈欠、呼吸引起的動作或身體壓力的釋放。學會以觀察者的身分接受可能的疼痛，將其視為身體的表達。經過一定的訓練，你會發現在沒有任何疲勞或疼痛的狀態下，可以站得越來越久，而這是因為「氣」在你體內更容易流動的關係。

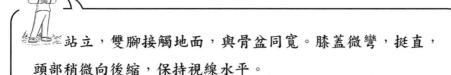

站立，雙腳接觸地面，與骨盆同寬。膝蓋微彎，挺直，頭部稍微向後縮，保持視線水平。

將舌頭抵住上顎。放鬆肩膀，將手臂垂放在身體兩側，眼睛半閉。

保持自然呼吸。吸氣的同時，將雙臂向前舉起，就像你想要擁抱一棵樹一樣，然後保持自然呼吸，讓空氣在體內自由流動。

在整個練習過程中，保持肩膀放鬆很重要。若你的手臂疼痛不堪，請慢慢放下手臂，等不痛了再恢復姿勢。若覺得腿部僵硬，請同樣慢慢地將重量從一條腿轉移到另一條腿上，同時保持相同的開放姿態。

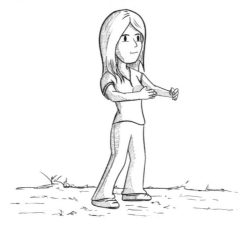

開始時保持這個姿勢5分鐘，然後如果感覺舒適的話，逐漸延長到20至30分鐘。最重要的是要始終相信自己的感覺。

░░ 冥想你的呼吸

　　這種冥想通常是開始練習正念的第一個建議。它會讓人立即回到當下。它要求將全部注意力集中在呼吸及其通過身體的過程,能它讓頭腦平靜下來,並提升專注力。專注力不足是當今社會倡導多功處理所衍生的一個問題,在此特別推薦給很難專注於一件事情的人。可以選擇站立或以蓮花姿勢進行冥想,重要的是要處於舒適的姿勢,這樣你的注意力才能完全集中在呼吸上,而非身體的不適。

盡可能舒適地安置自己，然後慢慢地、自然地呼吸，不要加重呼吸。

觀想空氣在你體內流動，將所有注意力集中在每次吸氣時空氣進入鼻孔所發出的聲音，以及每次吐氣時空氣從嘴巴排出時發出的聲音。

意識到它通過鼻子、喉嚨、然後遍及全身的旅程。

感受每次吸氣時胸腔往上升，腹部膨脹，以及每次吐氣時的放鬆。察覺這股氣流如何在你整個身體中散播。留意你的心跳節奏，觀察它隨著呼吸變得平靜，心跳變得越來越緩慢而規律。若有什麼念頭干擾你的專注，讓它穿越大腦，不要試圖影響它，否則反而會讓它在你的腦海中變得更加突出。請以友善的態度觀察它，然後再將注意力集中在呼吸……吸氣……吐氣上面。

永遠不要失去對你正在專注的事物之關注。

享受這一刻，慢慢來。

在離開這種冥想狀態之前，意識到你放鬆的身體，大腦已擺脫可能引起焦慮的想法。

逐漸意識到周圍大自然的聲音，並在你願意的時候睜開眼睛。欣賞身邊的植物。花一點時間重新開始動一動。

◢◢◢ 找回你的樂觀心態

- ·融合正面情緒
- ·創造並融入個人咒語
- ·創造自己的積極儀式

◢ 融合正面情緒

之前已討論過焦慮或壓力大的想法會在體內造成阻塞，現在就讓我們看看正向思考如何反過來放鬆身體的各個部位。

若能在森林中找到一個讓你感覺特別舒適的地方，這種觀想（既能在身體又能在大腦中融入正面情緒）會更有效。找到一個吸引你的地方，無論是香氣、樹木還是它帶給你的輕鬆氛圍。

坐下來，保持身體舒適，同時讓身體保持在不容易睡著的姿勢，以免減弱這個觀想對大腦的效果。

在練習期間，為了在體內鞏固正向的感覺，必須在吸氣時鼓起腹部，屏住呼吸，將所有注意力放在這個正向的感覺，然後慢慢吐氣，將這種感覺留在體內。

邀請你重複這個練習3次，先將正面情緒留在腦裡，然後四肢，最後留在整個身體裡。

放鬆身心，睜開眼睛做3次深呼吸，同時欣賞周圍的環境，專注於森林的聲音。注意皮膚上的感覺，風、微風、陽光等，任何在身體能感受到的東西，感覺身體越來越放鬆。然後進行一次引導。

一旦達到意識轉換狀態，建議你讓這種在森林中的寧靜所帶來的柔和與愉快的感覺在內心繼續綻放。

借助正在體驗的感覺，鳥兒的歌聲……香氣……陽光的溫暖……

充分感受它們在內心帶來的快樂，並接納所有這些正面的感覺。充分覺察自己的身體感受，在全身上下實際體驗這一刻的愉悅。

當你完全沉浸在這個豐盛的時光中，首先將注意力放在你的臉部。

吸氣，屏住呼吸，將這種正面感覺寫入心裡。

然後吐氣，逐漸將這種正面感覺傳遞到臉上。

回到自然呼吸。

感受正面能量充滿你的頭腦，再重複2次。

接下來專注於上肢：肩膀、手臂、背部、前胸和腹部。

吸氣，屏住呼吸，在腦海中記下這種正面感覺，然後吐氣，讓它逐漸傳遞到肩膀、手臂、背部、前胸和腹部。觀想它像一股新能量滲透到你的內心深處。

回到自然呼吸。

感受正面能量充滿你的上半身，再重複2次。

現在將注意力集中在下半身，包括臀部、臀部肌肉、大腿一直到腳。

吸氣，屏住呼吸，在腦海中記下這種正面感覺。

然後吐氣，讓這種正面能量像波浪一樣從骨盆到腳穿過你的身體。

回到自然呼吸。

感受正面能量充滿你下半身，再重複2次。

在這種狀態下，為了將這種正面感覺錨定在你的細胞深處，邀請你將所有注意力集中在整個身體，包括頭部。

吸氣，屏住呼吸，在腦海中記下這種正面感覺。

然後慢慢吐氣，讓這種正面感覺深入到頭部和身體。

回到自然呼吸。

花一些時間來察覺現在整個身體所充滿的正面能量。

慢慢睜開眼睛，感受現在已刻在你身上的這種愉快和積極的感覺。

只要你願意，就可以保持這種狀態很久，然後動動你的手，重新意識到你所處的位置。

🖊 創造並融入個人咒語

咒語（mantra）最初主要用於印度教和佛教，是用來引導心靈的詞語或音節。通常用於冥想，也可以將訊息植入我們的思想，就像愛彌爾·庫埃（Émile Coué）提倡的著名方法那樣。藉由這種與受瑜伽啟發的身心調節學相關的創意練習，邀請你用自己的語言和意向創造自己的咒語，並有意識地融入它，以便在各種情況下找到正面情緒。這個練習也很有趣，因為它讓我們大腦藉由閉上眼睛後強烈注視一個特定點，更容易進入放鬆狀態。

做這個練習時，建議先找一塊空地或視野良好的地方，這樣當你注視你的拇指時，就不會被過於突出的背景分散注意力。

坐下來想想什麼讓你最快樂，讓你對所經歷的事情保持距離，或者最能讓你開懷大笑的想法。然後將這個想法用幾個詞語寫在筆記本上，並用現在式時態表示（如「我對自己的能力充滿信心」「我是個有價值的人」「我有成功的能力」「我接受如實的狀態」「我看到每件事的正面觀點」「我允許自己快樂」等）。意向是決定這個練習成功與否的關鍵要素，若覺得有需要，不妨重新閱讀

P.80關於意向的力量那個段落。

可以為你遇到的每種情況創造一個咒語，並用不同的咒語重複以下練習。

站立，雙腳與骨盆同寬，眼睛睜開。

用鼻子吸氣，同時鼓起腹部，並舉起右臂，將拇指朝上，直到視線高度。

把咒語放到你的拇指上。

屏住呼吸，同時慢慢將拇指靠近前額中央，同時複誦你的咒語。

當視線在靠近拇指時變得模糊、變得不舒服時，閉上眼睛，將拇指放在眉心間，大聲複誦你的咒語。

意識到你的手指與皮膚接觸，吐氣並讓拇指沿著臉和身體慢慢往下時，將這些詞語融入其中，最後回到大腿旁。

專注於自己的感受，並觀想咒語傳遍你整個身體。

用左臂重複這個練習，逐漸讓自己與內心世界連結，並將這些詞語深深融入你的腦海。

每個咒語用左右兩臂各做3次練習。

將拇指放在與直覺息息相關的第六脈輪（第三隻眼）上，將這些話語深深植根於內心深處，並透過複誦將這個咒語轉化為積極的信念。

創造自己的正向儀式

重複向來是成功的關鍵。正是透過重複練習，正向的想法才得以取代消極的想法。為了激勵自己並持續每天練習，重要的是要創造儀式，形成習慣來提高自己的樂觀心態並逐漸改變過往的模式。

所以建議你帶著筆記本在樹下坐一會兒，進行這個練習並提升你的樂觀心態。

坐下來欣賞周圍的樹木，讓思緒遨遊於幸福這個主題。對你來說，在完成這段路程和沿途的練習後，幸福是什麼？

寫下所有閃過你腦海的事情，然後問問自己，今天最開心的事情是什麼？

接著回答這個問題：你能做什麼讓願望成真？想像一兩個會讓自己花時間（哪怕只有5分鐘）每天去執行的行動。

一旦確定了這個或這些行動，將它們寫入計畫並設定目標，遵守你剛剛對自己作出的承諾（為了幫助自己，可以將這個目標放在P. 256練習的核心）。

與自己訂立一份「儀式契約」。

如果你藉此機會檢視自己呢？

· 自信和自尊

· 情緒

· 改變

· 動力

· 睡眠

🍃 自信和自尊

對於實踐找到的解決方法以管理壓力或處理其他問題時的猶豫，往往來自於缺乏自信或自尊，這會影響我們敢於堅持和聆聽自

己內在的心聲。

自尊是個人和內在的 —— 自己面對自己，而自信則是外在的——自己與他人的關係。良好的自尊往往會帶來良好的自信。

在大腦中，自尊在被稱為母體大腦的右腦區域發展。成年後若要提高自尊，首先要確認自己的基本需求，並允許自己去滿足它們。你的需求取決於你的價值觀，這裡有個練習來讓你反思確定自己的價值觀，因為它們會根據生命不同階段而改變或演變。此外，我們有時會接受去做一些與我們的意願相反的行為，出於害怕得罪人，因而造成內心不平衡，導致增加壓力和焦慮。

從以下這個非詳盡的列表中選擇：

愛、友誼、利他主義、野心、大膽、自主、真實、冒險、金錢、善意、美麗、幸福、英勇、一致性、勇氣、創造力、貞潔、好奇心、慾望、紀律、謹慎、正直、生態、平衡、同理心、教育、活力、承諾、卓越、批判精神、家庭、忠誠、信仰、坦率、博愛、靈活性、力量、善良、開朗、慷慨、感恩、誠實、幽默、獨立、寬容、完整性、影響力、想像力、智慧、正義、快樂、年輕心態、自由、忠誠、輕鬆、道德、掌控、樂觀、獨創性、客觀、開放心態、和平、表現、教育學、禮貌、守時、權力、務實、分享、愉悅、反思、放鬆、尊重自己、尊重他人、責任、嚴謹、智慧、健康、安全、祥和、性、沉默、簡單、孤獨、靈性、真誠、團結、成功、溫柔、節制、寧靜、傳統、包容、工作、真理、生活、意志、禪等。

可以問自己以下三個問題來補充這個列表：

・什麼對我很重要？

・是什麼讓我充滿活力？

・是什麼讓我在困難的時候露出微笑？

選擇大約十個價值觀，然後按照對你的重要性來排序

完成後，請回答以下問題：

・在職業、家庭和社交方面，我目前是否符合這些價值觀？

・我的生活和組織是否滿足我重要的價值觀？

・現今可以做些什麼來符合這些價值觀和需求？

・符合這些價值觀將會產生哪些變化？

・我準備好承擔這些變化了嗎？

我們是社交生物，需要人際關係。自信是我們在社會上各方面能夠成功的基礎之一，它避免我們過度地把自己視為受害者和自我貶低導致的拖延症。

我們往往容易發現自己的許多缺點，卻很少意識到自己的優點。為了開始培養自信，建議你列出10個優點（為了幫助自己，可以回憶一下別人曾經給你的讚美）。列出清單後，站在一棵樹或一

塊岩石前，這些堅固的物體代表力量，然後大聲朗讀這份清單，至少讀3遍。意識到這些優點是自己的而不是別人的。承認自己的優點並不是自命不凡，而是一種尊重自己的方式。

　　為了增強這種覺察，現在邀請你坐在所處的地方，如果可以的話，並練習以下新的觀想。

深呼吸3次，讓身體在進行一次引導時放鬆下來。

　　在腦海裡回想一下，對自己充滿信心的情境或時刻（可以重新回顧別人給自己的一個讚美或對你而言特別重要的成功時刻）。

　　運用所有感官去觀想那個時刻，重溫所有的細節，把注意力集中在這一刻的顏色、聲音和氛圍，以及你在這一刻充滿自信和自豪的地方。

　　專注於此刻的身體感受（呼吸、心跳等）。

　　當充分感受到那一刻帶來的所有正面且激勵的感覺時，深吸一口氣，屏住呼吸，將注意力集中在這種自信狀態上，然後慢慢吐氣，將它融入你的全身。

　　重複這個練習3次，以將其牢固地根植在你腦海裡。

大腦更容易記住失敗或失望，這會加劇人們的自我懷疑和沮喪感。透過這種定期的重複觀想，可重新掌握心智，用自信取代自我懷疑。

▨ 情緒

保持身心平衡的一個祕訣就是懂得如何管理自己的情緒。

情緒是有用且自動產生，而且會在體內引起許多變化，無論是身體層面的緊張，還是心理層面反映到生物和神經層面。這一切都始於一個想法，即使沒有任何事實根據，也能立即引發憤怒、喜悅、悲傷或恐懼。

我們要學習管理自己的情緒，就是學習認識情緒、聆聽情緒、理解情緒，並對情緒保持距離。

這也意味著要意識到自己不是這個情緒，它只是反映了某個特定時刻的感受，而這些感受很快就會被其他感受取代。重要的是要告訴自己，即使感到憤怒，你並不是那個憤怒，幾分鐘後可能就不再感到憤怒了。

了解情緒是短暫的，而不是一種隨著時間的推移而持續的感覺，這對於理解情緒的起源，以及它回應了哪種未被滿足的需求是必要的。

在路程開始時，你已經學會了如何釋放因為許多困擾情緒（如憤怒、挫折、恐懼等）而累積的壓力。現在建議你學會識別這些情緒，然後不再讓自己被它們淹沒。

確定、辨識並保持距離

首先，觀想你最後一次讓自己被情緒淹沒的情境，接受那個讓你不知所措的情緒，最重要的是認清它。定義它並識別它而不評判自己。

然後像觀看一部電影一樣，以旁觀者的角度重溫這個情境。讓那些仍然存在的情緒升起，如有需要，像之前學過的那樣，利用吐氣來釋放它們。

仔細觀想這個情境，不要忽略任何細節，然後在筆記本上回答以下問題。

・這種情況的嚴重程度是否值得讓自己陷入如此狀態？

・你認為自己的反應是否適當？

・在何時你對局勢失控？

・在那一刻你身體感受到什麼？

・若有價值觀受到影響，是哪一個？

・回顧過去，你認為自己應該如何反應，以減少對自己和他人的

影響？

· 下次能做什麼來保持冷靜？

· 需要做哪些決定以避免這種情況再度發生？

　　保持距離的做法將使你改變對情況的認知，意識到自己建立的情緒機制，在顧及不破壞你內在平衡的情況下，想出在有情緒影響下你從未想過的解方。

　　當成為情境的旁觀者時，你會在大腦創造一種分離效果，這自然而然會減輕你劇烈的情緒。

⧘ 改變

唯一不變的，就是變化。

——佛陀

雖然情緒來自多種原因，但我們必須承認任何改變都會增加情緒。改變通常令人恐懼，然而我們變化的頻率比我們想像的多。我們的內心整天都在不斷變化，一個念頭追逐另一個念頭，這會改變我們的心情，改變我們的渴望、慾望、計畫等。然而，面對改變這件事在我們內心有時會引發一些非理性的恐懼。當想要改變生活中不適合自己的某些部分時，要知道自己可以做到。即使並不是事事都容易實現，但也不要自認被困在一個預設的模式中。

永遠要相信自己有改變情況的力量。邁向改變的**第一步是渴望改變，第二步是意識到你可以改變，第三步是明確知道自己需要改變什麼。**

人類是一種不斷變化的生物，這是他生命的一部分，就像森林不斷更新一樣。大自然是個舊物質不斷地被轉化為新物質的巨大實驗室。大自然透過自我分解來強化現存的生命。枯葉形成的腐植質可以滋養嫩芽以及其他生命。藉由觀察大自然的作品，我們很容易理解變化是創新的源泉。經由意識到自己目前失衡的原因（壓力、不適、失眠、拖延症等），就已經開始了一個應該會帶來一些變化的過程，才能重建新的生活平衡，但前提是必須願意放下舊的，讓新的有機會出現。

有3種類型的改變。

　　第一種包括了原則上不需要我們付出任何努力的改變，因為它是由時間的流逝引起的。

　　第二種是關於預期或意外的改變，要求你的行為具有適應性，但這些改變仍然很小（改變路線、出差、更換軟體、家用電器等）。

　　第三種，與個人思考模式的改變有關，是最劇烈且難以忍受的。這種變化會引起真正的挑戰（解僱、退休、失去伴侶或父母、搬家、生活改變等），因為它是不和諧與深度失衡時刻的考驗。物理學家史蒂芬・霍金（Stephen William Hawking）曾說，**學會適應變化就是展現智慧**。

　　首先建議你做的第一件事，是了解如何對自己正在經歷的變化做歸類。

　　任何變化都會引起一種放棄，一種結束，開啟向新的事物的可能性，也許是結束一種失衡以恢復平衡。在這個階段初期，透過放手練習，這樣你已開始了一個重要的練習，讓過去成為過去。

　　現在你需要理解並接受自己正在經歷一個「悲傷期」，將經歷不同的階段，然後才能如實接受現狀並積極向前。這些階段包括：

・否認（拒絕接受事實）；

・憤怒和沮喪（面對失去的自然反應，如果沉溺於這種情緒和感

受，這會是個危險的階段）；

· 接受（接受失去舊事物，可以開始面對未來和新事物）；

· 最後，實際的改變就可以開始了。

這些階段可能需要一些時間。這些路程將幫助你加速這個過程，在不忽略任何一個階段的情況，以恢復新的平衡。

為了在這個改變過程幫助你，這裡有一些問題讓你開始或繼續這個過程。

如何適應想要和不想要的改變

對於想要的改變，必須做好充分準備：

· 是否已充分評估局勢的優勢和風險？

· 你的計畫在當今社會是否可行，是否真正評估過？

· 在日常變化方面，你願意改變多少（財務、家庭、人際關係）？

· 是否具備實現這個改變的所有資源？

· 目標是否明確，你是否已確定在實現目標之前的不同階段？

· 在觀想自己成功的同時，是否為可能失敗的情況訂了「B」計畫？

對於未來的不想要的改變，如何適應：

· 我以什麼方式應對這個變化？

· 如何做好最好的準備？

· 這個變化是否會讓我失去自信？

· 如何避免把自己當成受害者，而將這個改變變成一個機會？

· 我可以做什麼來準備呢？

動力

如果「氣」是活化身體的生命能量，那麼激勵我們的精神就是動力。

當失去動力時，就會失去繼續前進、創造和想像你期待世界的想望。要培養動力，滿足你的需求是很重要的。若你的生活符合自己的價值觀，那麼你開創的能量就會倍增。因此，建議你每次沉浸於大自然時，進行這個「生活教練的檢視」，因為你的動力源泉是個人的，不應與他人比較。

如果這種動力會隨著變化、強烈的情緒或持續的壓力而減弱，那麼不斷追求完美而無視自己的極限也可能導致動力的減弱。因此，你的行為應與自己的資源和能力相符，永遠不要超過你的能力。

　　針對目前關心的問題，建議你問自己以下幾個問題：

‧在這個領域，我的能力、資源和限制是什麼？

‧設定界限，對我來說容易嗎？

‧遵守我的界限有什麼風險呢？

‧我需要掌控一切還是我懂得如何授權？

‧是否能承認某種情況已超出我控制的能力？

‧對那些不受我控制的事情，我的態度是什麼？

‧我的適應力有多強？

‧我會說「不」，以避免忙得不可開交嗎？

　　請記住，「放手練習」是學會尊重自己的界限和珍視自己的好方法。

░░ 睡眠

　　壓力、變化、擔憂、體化症（somatisation）、失去動力、網際網路等，這些都是影響睡眠的原因。然而，睡眠是幸福和平衡生活的基本要素之一。睡眠能讓大腦釋放無用的思考，增強免疫系統，保持心臟健康，預防體重增加等。正如大自然一樣，睡眠是一個值得被正視的盟友。

　　每個夜晚的睡眠情況都不盡相同，睡眠是由4至6個不同週期組成，每個睡眠週期持續約90分鐘：淺度慢波睡眠、深度慢波睡眠和快速動眼期睡眠（夢境），還有造成很多人失眠的中間階段，即微覺醒。

　　可以肯定的是在經過平衡之道的練習後，你的睡眠品質會比工作一天後更好，因為身體可能會殘留工作壓力，但目標是每天都有修復性的睡眠。

　　趁著身處在這片綠意盎然的環境中，你也可以檢視一下自己的睡眠狀況。

　　我們總是希望能夠輕鬆入睡並睡個好覺，卻沒有為睡眠做好準備。然而，它與為了重要活動做準備，或準備與大自然接觸一樣重要。為了幫助你，建議你問自己一些關於如何準備睡眠的問題，也許可以改變一些（壞）習慣。

🍃 如何準備修復性的睡眠？

- 你的睡眠狀況如何？（重要的是要意識到自己可能出現的睡眠問題，以了解是偶爾發生還是慢性長期的問題，並做出更好的應對。）
- 入睡前都在做什麼？（玩手機、閱讀、做運動、看電視、冥想

等。重要的是避免腦力激盪和螢幕的誘惑，以幫助身體進入睡眠狀態，並提高褪黑激素的分泌。為了避免在「片斷甦醒」（micro-réveils）期間失眠，請在入睡前將所有困擾你的事情寫入手邊的筆記本，以放鬆大腦。）

• 臥室是否足以令人放鬆？保持整潔很重要，以免產生焦慮或壓力。你的寢具應該讓你很想跳上床睡覺。

• 是否夠重視自己的生物時鐘？我們身體在基因上隨著大約24小時的節奏，依據你是「早起的鳥兒」還是「夜貓子」而活動，這個節奏可能會有些許變化。因此，有必要學習如何利用所有的環境因素來改善自己的睡眠，例如：晚上降低光線、輕食晚餐、在該睡覺的時段別看螢幕，為睡個好覺做準備。

為了睡個好覺，建議你創造自己的睡前儀式，例如：想一想無論自己身在何處，每天晚上會做的事情都會向身體發送訊息，告訴身體該準備睡覺了。將它們寫下來。可以做一個簡短的觀想，想像自己已經在做這些事情。透過在這個幸福空間來觀想，你將會開始將自己的睡前儀式融入日常生活中。

第5步〔融入〕的補充練習

・信號手勢

・融入平衡狀態

・瞄準你的目標

信號手勢

　　為了幫助你重拾這次平衡之道所處的狀態，並能夠在遇到壓力時重新體驗它，在心理和身體錨定這一刻是重要的。這樣當你回到城市環境後，就能夠更容易恢復這種狀態。為此，建議你使用手勢來做一個錨定的動作。

　　可以將手勢比作一個「關／開」的裝置，或像在運動領域中所稱的「切換」，用以提升運動表現。這裡的概念是立即開啟一股積極、平靜、安詳的能量，以恢復最佳的專注力和自我控制。每當經歷正向的時刻，都做同樣的手勢，你將建立一個自然流露的反應，使自己能迅速回到這種能量狀態，以應對困難的時刻。

首先，選擇一個簡單而不顯眼的手勢，這樣就可以在任何地方使用它。最好選擇非慣用手，這樣就可以在各種情況下，甚至在公共場合悄悄地派上用場。

確定了手勢後，在回程的路上找一個讓自己感到寧靜、平衡和安詳的地方，一個你想將它留在記憶中作為資源的地方，一個你希望在心理上逃避日常壓力的地方。

以舒適的姿勢坐下，放鬆四肢。若找不到適合坐下的地方，站著也可以，主要的是你所在地方的能量。

深呼吸3次，感受身體放鬆，然後進行一次引導。接著，像錨定資源意象一樣進行練習，依次專注於所有的感官。半睜開眼睛，專注於周圍的植被、樹木的形狀、顏色、進入你視線的動物，然後詳細描述這個讓你感到寧靜的地方。接著閉上眼睛，專注於所有你聽到的聲音：樹上的風聲、地上的樹葉和森林裡所有的聲音。

花一點時間充分融入所有這些訊息。

繼續閉眼，現在將所有注意力集中在你聞到的香味和氣味。樹木的種類、濕氣、隨風傳來的氣味、花朵的香氣等，所有這些氣味都定義了這個寧靜的地方。

融入這一刻給你所有舒緩的感覺。

此時此刻，當你的感覺達到最高點時，一邊做你一開始

就決定的手勢，一邊深深吸氣。

屏住呼吸，意識到這一刻的美好，感受這種積極而平衡的感覺。

然後隨著你正在做的動作中，慢慢吐氣，將這種感覺內化扎根。

至少重複這個過程2次，以讓它變成自然而然的手勢。

在必要時，只需重複這個手勢並深吸一口氣，就能感受跟你現在經歷的一樣的效果，即深度放鬆和寧靜時刻。

這是一種預防壓力的方法，一旦你返回城市後肯定會再次出現的狀況。這是在日常生活中主導自己幸福的一種方法。

這種技巧被廣泛應用於神經語言程序學（NLP, Neuro-Linguistic Programming）、催眠治療和身心調節學，它不僅可以用來鞏固平衡感或大自然美景帶來的好處，還可以幫助你深化一種能力、增加動力、減輕壓力或疼痛等。

融入平衡狀態

經歷寧靜時刻，讓身心與思想更加平衡是一回事，但要保持這種狀態則是另一回事。

為了達到這個目的，在返回途中的整個過程中，需要充分吸收這種能量和恢復的活力。接下來的身心調節學練習將幫助你身心充滿這種恢復的和諧感，並帶著它直到下一次的平衡之旅。

站在高大樹木之中，只要看著它們，就能感受到它們的生命力和力量。

站立，雙腳打開與骨盆同寬。

將目光放在周圍的樹幹上，意識到從中散發出的生命力。然後眼睛半閉以保持更好的專注力，同時與其中一棵樹保持視線接觸。

雙臂平舉，同時吸氣。

將手放在樹幹前，手指像爪子一樣彎曲（想像一隻松鼠或森林中其他動物緊貼樹皮）。

吸滿氣後，屏住呼吸。

　　彎曲雙臂，將手朝向自己（好像想抓住這棵樹並分享它的生命力）。

　　慢慢將手臂帶回胸口，意圖讓自己充滿這種能量，就好像要把它儲存起來一樣。

　　然後慢慢吐氣，將這股生命力扎根在你體內，同時將雙臂沿著身體自然垂放。

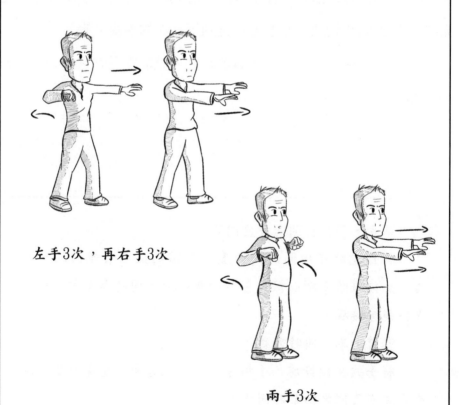

左手3次，再右手3次

兩手3次

花一些時間去感受在你身體裡穩固的活力感。

再重複這個練習2次，想像從這棵充滿生命力之樹的核心，找到這股活力並讓它充滿你。

⧹⧹⧹ 瞄準你的目標

在進行了這些反思之後，可能你已決定實現一個目標來改善日常生活，無論是在壓力管理、動力還是自信方面。這個練習將幫助你增加實現這個目標的動力。再次提醒，設定可實現且有時限的目標是很重要的。若這些目標因過於抽象而無法實現，你就會覺得自己在原地踏步，甚至失敗，而可能變得氣餒。

目標必須能明確定義，具有清晰有序的步驟。以下練習將使你能夠專注於主要目標，設定明確的意圖，而這是成功的條件。

建議將目光朝向城市做這個練習。想像一下你的目標就在面前。若看不到實際的建築物，請在道路盡頭想像一個代表你目標的物體。在物體上放置一個標誌、顏色或代表你的目標（請發揮你的想像力）。

站立，雙腳打開與骨盆同寬，頭部挺直。

左腳向前邁出，左臂橫向舉起。

深吸一口氣，抬起右臂，同時將它彎曲收回到肩膀下方的腋窩位置。

屏住呼吸，觀想你目標的第一個階段，然後用力向前推出右臂，同時用力吐氣，將意向導向目標的實現。

同時放下雙臂，雙腳回到與骨盆同寬。

再做2次練習，觀想達成目標的最後一個階段以及整體目標。

稍息一下，然後向前邁出右腳，將右手臂橫向舉起，接著以同樣的方式練習3次。

最後，將骨盆向前移，屈膝，同時用雙臂練習。

此時，觀想一個具體的結果，當你透過將雙臂向前伸展就像達到目標，你將能看到這個結果。

將手放回身體兩側，觀察這個練習帶來的活力和激勵效果。

至少做3次這個練習。

結語

所有的結束都是一個開始

　　正如陰轉化為陽，對我來說這個寫作的尾聲將轉變為你的開始。你將開始一段無窮無盡的探索之旅，追尋大自然和自我。

　　在重新連結之道上，沒有終點也沒有起點：只有踏出第一步和一種主宰自己的渴望。大自然讓你以最平靜的方式走這條路，現在則是投入練習，讓自己步上這些重新連結而平衡之道的時候了。希望這種行走在大自然中的方式，能為你帶來如我沉浸於植物中所歷經的快樂和寧靜時刻，讓你每天在日常生活中找到自己的平衡。**如果幸福可以無所不在，那麼它總是始於當下，並且在大自然的懷抱中更容易尋得。**

　　真正能改變你生活的新行為以及平靜看待事情的方式，取決於規律的練習和意向的真誠，要實現這個願望就在於你。這是每天都要做的事情，不斷鍛鍊自己，就像大自然無止境地為我們帶來福祉，並喚醒在我們每個人內心沉睡的正向態度。

　　生命只是一連串的學習過程，希望你能透過與自己的重新連結而找到平衡，讓你盡情享受快樂的時光，同時盡可能平靜地克服所有人類生活的考驗。活著，就是要理解我們就像樹木一樣是「生

物」的一部分，樹木的生存與我們密不可分，這也意味著接受追尋幸福的過程就像森林小徑：既非一成不變，也不是筆直的。接受最適合自己的路徑不一定是最多人選擇的那條路。最重要的是，接受超越困難的最佳解決辦法是活在當下，帶著全然的意識並對自己的行為負責。

　　祝福所有人在大自然的懷抱裡有個美好的旅程，享受樂趣，以及：別忘了花時間照顧自己！

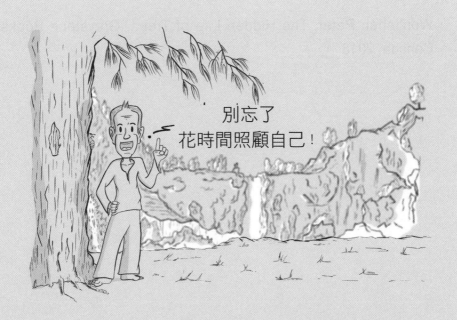

參考書目和推薦作品

· Cheng Man Ch'ing, Cheng Tzu's Thirteen Treatises on T'ai Chi Ch'uan, North Atlantic Books, 1985

· Dr Li Qinq, Shinrin Yoku, Shinrin-Yoku The art and science of forest-bathing, Penguin life 2018

· His Holiness the Dalai Lama and Archbishop Desmond Tutu with Douglas Abrams, The Book of Joy, Avery Editions, 2016

· Maoshing Ni, The Yellow Emperor's Classic of Medicine, Shambhala Editions, 1995

· Wohlleben Peter, The Hidden Life of Trees, Greystone Books, Canada, 2018

致 謝

感謝：

我丈夫和家人，他們珍貴的慰藉。

Anne-Laure Schneider，感謝她細緻可貴的合作。

原水文化的Penny和Irene喜歡我的書並推出中文版本，以及Zi中肯地翻譯傳達我的想法。

Trédaniel出版社的法文版，以及魏仕傑（Xavier Mehl）用圖像呈現我的文字。

廖健富醫師，感謝他對我與大自然的合作感興趣，以及他寶貴的協助。

李卿博士（Dr. Qing Li），感謝他研究並創立森林浴（Shinrin Yoku）/森林療法，以及教導我這門學問的Bernadette Rey。

洪麗芬（Sophie Hong）和「信鴿法國書店」所有團隊，感謝他們推廣我的書，以及Carole和Muriel的建言。

感謝陳部長女士，她對法國文化的分享和熱愛。

感謝台北的本無拳舍主人Erik老師和成都的馮潛老師教導我太極。

感謝Nancy和David，讓我能在媽祖的庇護下，在熱帶雨林中完

成法文版的最後修訂。

　　感謝Jean-Charles和Akon，在這次難忘的深入「翁洼雨林探索」（Wengwa Rainforest Discovery）經驗中，展現了他們的慷慨寬容與對大自然的熱愛。

　　同樣不能忘記Khieng、Marc、Lisette、David、Anne、Robin、Nadia和Julia，以及那些知道我對他們有感謝之意的人……

　　最後，謝謝你們，親愛的讀者，你們的回饋讓我的生活更加豐盛。

悅讀健康系列 187

森林裡的放鬆練習：
慢活紓壓・建立連結・重拾身心平衡
Chemins de reconnexion - Retrouvez votre équilibre dans la nature en 50 exercices

作　　　者／嵐士義（Alain Lancelot）
譯　　　者／蕭筌
插　　　畫／魏仕傑（Xavier Mehl）
選　　　書／林小鈴
主　　　編／潘玉女

行 銷 經 理／王維君
業 務 經 理／羅越華
總　編　輯／林小鈴
發　行　人／何飛鵬
出　　　版／原水文化
　　　　　　台北市民生東路二段141號8樓
　　　　　　電話：02-25007008　　傳真：02-25027676
　　　　　　E-mail：H2O@cite.com.tw　　部落格：http://citeh2o.pixnet.net
發　　　行／英屬蓋曼群島商家庭傳媒股份有限公司城邦分公司
　　　　　　台北市中山區民生東路二段 141 號 11 樓
　　　　　　書虫客服服務專線：02-25007718・02-25007719
　　　　　　24 小時傳真服務：02-25001990・02-25001991
　　　　　　服務時間：週一至週五09:30-12:00・13:30-17:00
　　　　　　讀者服務信箱：service@readingclub.com.tw
劃 撥 帳 號／19863813；戶名：書虫股份有限公司
香港發行所／城邦（香港）出版集團有限公司
　　　　　　地址：香港灣仔駱克道 193 號東超商業中心 1 樓
　　　　　　Email：hkcite@biznetvigator.com
　　　　　　電話：(852)25086231　　傳真：(852) 25789337
馬新發行所／城邦（馬新）出版集團
　　　　　　41, Jalan Radin Anum, Bandar Baru Sri Petaling,
　　　　　　57000 Kuala Lumpur, Malaysia.
　　　　　　電話：(603) 90563833　　傳真：(603) 90576622
　　　　　　電郵：services@cite.my

美 術 設 計／李京蓉
內 頁 排 版／游淑萍
製 版 印 刷／卡樂彩色製版印刷有限公司
初　　　版／2023年11月16日
定　　　價／450元

城邦讀書花園
www.cite.com.tw

© 2021, Guy Trédaniel éditeur
19 RUE SAINT-SÉVERIN, 75005 PARIS, FRANCE

ISBN　978-626-7268-66-7（平裝）
有著作權・翻印必究（缺頁或破損請寄回更換）

國家圖書館出版品預行編目資料

森林裡的放鬆練習：慢活紓壓‧建立連結‧重拾身心平衡／嵐士義
 (Alain Lancelot)著；蕭筌譯. -- 初版. -- 臺北市：原水文化出版：英屬蓋
曼群島商家庭傳媒股份有限公司城邦分公司發行, 2023.11
 面；　公分. --（悅讀健康系列；187）
 譯自 : Chemins de reconnexion : retrouvez votre équilibre dans la nature
en 50 exercices
 ISBN 978-626-7268-66-7（平裝）

 1.CST: 森林浴 2.CST: 自然療法 3.CST: 健康法

412.719   112017747